LE
FACIAL SUPÉRIEUR

DANS

L'HÉMIPLÉGIE CÉRÉBRALE

LE DOUBLE CENTRE CORTICAL
DU FACIAL SUPÉRIEUR

PAR

J. CALMETTE

Docteur en médecine

INTERNE P^le DES HÔPITAUX DE MONTPELLIER (Concours 1899)
EXTERNE DES HÔPITAUX (Concours 1897)

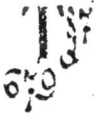
IMPRIMERIE CENTRALE DU MIDI
(HAMELIN FILS &c)

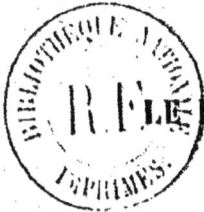

LE FACIAL SUPÉRIEUR

DANS

L'HÉMIPLÉGIE CÉRÉBRALE

LE DOUBLE CENTRE CORTICAL

DU FACIAL SUPÉRIEUR

PERSONNEL DE LA FACULTÉ

MM. VIALLETON. . . . . **DOYEN**
HAMELIN (*). . . . . **ASSESSEUR**

PROFESSEURS

Hygiène. . . . . MM. BERTIN-SANS(*).
Clinique médicale. . . . . GRASSET (*).
Clinique chirurgicale. . . . . TEDENAT.
Clinique obstétricale et gynécologie . . . . GRYNFELTT.
— ch. du cours, M. PUECH. . . . .
Thérapeutique et matière médicale. . . . . HAMELIN (*).
Clinique médicale. . . . . CARRIEU.
Clinique des maladies mentales et nerveuses. . . . . MAIRET (*).
Physique médicale. . . . . IMBERT.
Botanique et histoire naturelle médicale . . . . GRANEL.
Clinique chirurgicale. . . . . FORGUE.
Clinique ophtalmologique. TRUC.
Chimie médicale et pharmacie. . . . . VILLE.
Physiologie. . . . . HEDON.
Histologie. . . . . VIALLETON.
Pathologie interne. . . . . DUCAMP.
Anatomie. . . . . GILIS.
Opérations et appareils. . . . . ESTOR.
Microbiologie. . . . . RODET.
Médecine légale et toxicologie . . . . SARDA.
Clinique des maladies des enfants. . . . . BAUMEL.
Anatomie pathologique. . . . . BOSC.

DOYEN HONORAIRE : M. MAIRET (*).
PROFESSEURS HONORAIRES : MM. JAUMES, DUBRUEIL, (*) PAULET (O *).

CHARGÉS DE COURS COMPLÉMENTAIRES

Accouchements . . . . MM. VALLOIS, agrégé.
Clinique ann. des mal. syphil. et cutanées. . BROUSSE, agrégé.
Clinique annexe des maladies des vieillards. VIRES, agrégé.
Pathologie externe. L. IMBERT, agrégé.
Pathologie générale . . . . RAYMOND, agrégé.

AGRÉGÉS EN EXERCICE :

MM. BROUSSE	MM. PUECH	MM. RAYMOND
RAUZIER	VALLOIS	VIRES
LAPEYRE	MOURET	L. IMBERT
MOITESSIER	DELEZENNE	H. BERTIN-SANS
DE ROUVILLE	GALAVIELLE	

M. H. GOT, *secrétaire*.

EXAMINATEURS
DE LA THÈSE : } MM. GRASSET, *président.*
CARRIEU.
RAUZIER.
VIRES.

LE
FACIAL SUPÉRIEUR

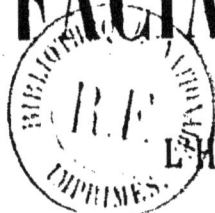

DANS

L'HÉMIPLÉGIE CÉRÉBRALE

———

LE DOUBLE CENTRE CORTICAL
DU FACIAL SUPÉRIEUR

PAR

J. CALMETTE

Docteur en médecine

INTERNE P^{ré} DES HOPITAUX DE MONTPELLIER (Concours 1899)
EXTERNE DES HOPITAUX (Concours 1897)

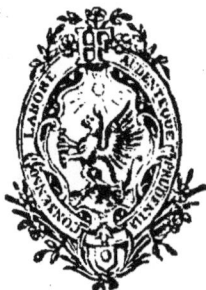

MONTPELLIER
IMPRIMERIE CENTRALE DU MIDI
(HAMELIN FRÈRES)
—
1900

DU MÊME AUTEUR

UN CAS D'ÉRYTHÈME MÉDICAMENTEUX. — (*Nouveau Montpellier Médical*, 4 février 1900).

RECHERCHES SUR LE PHÉNOMÈNE DES ORTEILS, SIGNE DE BABINSKI. — En collaboration avec M. le professeur agrégé Vires. — (*Revue de Neurologie. — Nouveau Montpellier Médical*, 29 juillet 1900).

DIAGNOSTIC DE L'ASTHME VRAI ET DES ASTHMES SYMPTOMATIQUES. — Leçon clinique de M. le professeur agrégé Vires. — (Recueillie et publiée dans la *Gazette des Hôpitaux*, juillet 1900).

ABCÈS DU LOBE GAUCHE DU FOIE AVEC OUVERTURE DANS LA CAVITÉ PÉRITONÉALE. — (*Nouveau Montpellier Médical*, juin 1900).

A LA MÉMOIRE DE MON PÈRE

A MA MÈRE

J. CALMETTE.

INTRODUCTION

En recherchant, chez tous les malades atteints d'hémiplégie cérébrale, l'état du facial supérieur, nous avons été frappé de la fréquence de la paralysie de ce nerf. Beaucoup d'auteurs concluent, au contraire, à l'intégrité du facial supérieur dans l'hémiplégie cérébrale, et en font un signe important du diagnostic, le facial supérieur n'étant jamais respecté dans les paralysies faciales périphériques.

Il était intéressant, important d'approfondir cette question, et, dans la première partie de notre travail, nous avons recherché l'état du facial supérieur dans l'hémiplégie cérébrale.

Dans le premier chapitre nous faisons un rapide exposé de la question, nous posons nettement les termes du problème à résoudre.

Notre second chapitre est consacré aux opinions émises par les auteurs sur cette question.

X

Le chapitre III contient les observations, les faits cliniques qui servent de base à notre travail.

Dans le chapitre IV nous passons en revue les symptômes de la paralysie du facial supérieur.

Le diagnostic est traité dans le chapitre V.

Il nous a paru inutile de consacrer un chapitre à l'étiologie; elle n'apportait aucun appui, aucun éclaircissement dans le problème que nous avions à résoudre.

L'anatomie pathologique de la question est intéressante à un seul point de vue : le siège des lésions. Mais nous n'avons pas cru devoir en faire un chapitre à part, cette question étant étudiée dans la deuxième partie de notre thèse : le double centre cortical du facial supérieur.

LE

FACIAL SUPÉRIEUR

DANS

L'HÉMIPLÉGIE CÉRÉBRALE

LE DOUBLE CENTRE CORTICAL
DU FACIAL SUPÉRIEUR

PREMIÈRE PARTIE

LE FACIAL SUPÉRIEUR DANS L'HÉMIPLÉGIE CÉRÉBRALE

CHAPITRE I

Exposé de la question

Quel est en général l'état du facial supérieur dans les hémiplégies cérébrales par lésion d'un hémisphère ?

C'est là une question assez délicate et encore controversée, d'abord pour la constatation des faits, ensuite et surtout pour leur interprétation.

La question a évolué et s'est développée de telle manière, dans ces dernières années, que, dans une thèse récente de

Paris (1), on a pu reprocher à un de nos Maîtres, le professeur Grasset, de la versatilité et de la contradiction dans sa manière de voir, en reproduisant des passages de son livre (2), qui exprimaient successivement des idées admises au moment de chaque édition.

Voici les termes même du problème que nous allons étudier le facial supérieur a, dans l'hémiplégie cérébrale, une indépendance remarquable vis-à-vis du facial inférieur; tandis que dans la paralysie périphérique du facial il y a lagophtalmie (paralysie de l'orbiculaire des paupières: facial supérieur);

Dans la paralysie de cause centrale (lésion de l'hémisphère), cette lagophtalmie n'existe pas.

On en a conclu que le facial supérieur reste intact dans l'hémiplégie cérébrale; on a fait de cela un bon signe de diagnostic. (C'est l'état d'âme exprimé par le professeur Grasset, dans la première édition, 1879, de son livre, sur les maladies du système nerveux.)

On a essayé de l'interpréter par diverses explications; spécialement en montrant que le centre cortical du facial supérieur était très distinct et éloigné du centre cortical du facial inférieur.

Le professeur Grasset s'est attaché à démontrer, à diverses reprises, cette explication, en montrant que le centre du facial

_____

(1) Deligné, *Contribution à l'étude de l'état du facial supérieur dans les hémiplégies cérébrales de l'adulte*, 1890, p. 13.

(2) Grasset, *Traité des maladies du système nerveux* (édition 1879), 1881 et 1886.

Grasset et Rauzier, *Traité des maladies du système nerveux* (édition 1894).

supérieur serait en arrière dans le lobule pariétal inférieur, vers le pli courbe, avec la plupart des centres moteurs de l'appareil visuel, tandis que le centre du facial inférieur reste au bas de la zone périrolandique, avec les autres centres des membres et de la langue.

On explique ainsi que le facial supérieur reste souvent intact dans les paralysies d'origine cérébrale, rapprochant ce fait de la rareté des ophtalmoplégies, dans les hémiplégies d'origine hémisphérique, chose connue et admise de tous les cliniciens.

Mais les faits se sont accumulés (et nous avons pu en observer une série), dans lesquels le facial supérieur, tout en restant moins atteint que le facial inférieur, dans l'hémiplégie cérébrale, l'était cependant à un certain degré ; il n'était pas assez atteint pour entraîner la lagophtalmie, le malade pouvait fermer les deux yeux, mais, ou bien il ne pouvait pas les fermer isolément, ou bien, quand il les fermait, il ne résistait que très médiocrement, si, avec le doigt, on soulevait la paupière du côté paralysé.

Le professeur Grasset commence à mentionner ces faits et à en tenir compte dès la deuxième édition de son livre (1881).

Cela nécessitait, non pas l'abandon de la théorie des centres distincts pour chaque facial, mais cela en nécessitait la révision, et le professeur Grasset s'exprime ainsi dans une de ses leçons cliniques, inédite, en 1899 :

« Je crois qu'on peut arriver à concilier et à expliquer tous les faits, en admettant le double centre du facial supérieur : l'orbiculaire des paupières étant à la fois un muscle protecteur de l'œil (appareil sensoriel de la vision) et un muscle de la face (appareil sensitivomoteur général), le facial supérieur aurait double source d'innervation : un centre (sensoriomoteur) dans l'aire oculomotrice (vers le pli courbe) et un centre (sensitivomoteur) dans l'aire sensitivomotrice générale (au ' as de la région rolandique, près du centre du facial inférieur.

» Avec cette hypothèse, on expliquerait que les deux nerfs faciaux puissent être atteints par la même lésion hémisphérique, mais qu'ils le soient à des degrés divers, le facial supérieur restant partiellement alimenté par son centre sensoriomoteur, tout à fait distinct. »

Telle est, sur cette question, l'opinion du Maître qui a bien voulu nous donner le sujet de notre thèse, opinion dont nous nous efforcerons de montrer ` \ véracité, guidé par ses savants et judicieux conseils.

Nous n'avons pas la prétention de démontrer actuellement la chose, nous voulons seulement l'indiquer, nettement et synthétiquement, au début.

Cela prouve l'importance, l'intérêt et les difficultés du sujet. La démonstration viendra, pensons-nous, par l'étude analytique et détaillée que nous allons faire maintenant de la question.

CHAPITRE II

—

Opinion des auteurs sur l'état du facial supérieur dans l'hémiplégie cérébrale.

—

I. — LE FACIAL SUPÉRIEUR N'EST PAS INTÉRESSÉ DANS L'HÉMIPLÉGIE D'ORIGINE CÉRÉBRALE.

Les cliniciens ont été primitivement frappés de ce fait que, dans l'hémiplégie cérébrale, le facial supérieur ne se comporte pas comme le facial inférieur et, surtout, ne se comporte pas comme dans la paralysie périphérique du facial.

« Récamier, le premier, a dit que l'orbiculaire des paupières n'est pas paralysé dans l'hémiplégie faciale de cause cérébrale, et il en fait un signe distinctif de la paralysie de la septième paire, dans laquelle le muscle est paralysé. »

Duchenne (1), à qui nous empruntons cette note, dit lui-même : « Comme signe distinctif, on observe que l'orbiculaire des paupières n'est pas paralysé dans l'hémiplégie de cause cérébrale. En conséquence, toute hémiplégie faciale, dans laquelle l'orbiculaire des paupières est paralysé, ne peut être rapporté à une lésion du cerveau et dépend uniquement d'un état pathologique du nerf facial.

C'est l'opinion classique.

Trousseau (2): « Dans le premier cas (par lésion d'un hémisphère cérébral), vous ne verrez jamais la paralysie du muscle obiculaire des paupières portée au point où elle l'est dans l'autre cas; si bien que, lorsque vous commandez à celui qui est atteint d'hémiplégie de fermer son œil, il le fait assez complètement pour que le globe oculaire soit recouvert, tandis que la paupière supérieure reste presque immobile et relevée chez celui qui est atteint de paralysie dépendante d'une affection de la septième paire. »

Grisolle (3): « Dans l'hémiplégie faciale d'origine cérébrale, il est fort rare que l'orbiculaire des paupières soit paralysé. »

Landouzy, plus affirmatif dans sa thèse, 1876 : « Parmi le grand nombre de paralysies faciales (corticales) relevées ici, pas une ne s'est étendue au facial tout entier, jamais l'orbi-

---

(1) Duchenne (de Boulogne), *De l'électrisation localisée*, 3e édition, 1882, p. 810.

(2) Trousseau, *Clinique médicale de l'Hôtel-Dieu de Paris*, septième édition, publiée par Peter, 1885, t. II, page 52.

(3) Toutes les citations qui suivent, sous indication propre, sont empruntées à la thèse, déjà citée, de Deligné, pages 9 et suivantes.

culaire des paupières n'a été paralysé, et, cela, que la face fût prise isolément ou d'une façon associée. »

Potain (*Dictionnaire encyclopédique*, 1873) : « L'hémiplégie dans les affections cérébrales n'atteint jamais d'une façon sensible l'orbiculaire des paupières. »

Humbert Mollière : « En général, tous les muscles animés par le nerf facial sont paralysés, excepté l'orbiculaire des paupières. »

Laveran et Teissier : « Les paralysies faciales d'origine cérébrale sont incomplètes, elles n'atteignent que les muscles innervés par les branches inférieures du facial, ou facial inférieur; par suite, le mouvement d'occlusion des paupières est conservé. »

Jaccoud et Hallopeau (*Nouveau dictionnaire de médecine et chirurgie pratiques*, 1870.) « Dans l'hémiplégie faciale d'origine cérébrale, la paralysie ne s'étend pas à tous les muscles animés par le facial ; elle est surtout prononcée dans la partie inférieure. »

Hammond: « Il est remarquable que le malade ne perde pas la faculté de fermer l'œil du côté atteint, et ce fait a une grande importance au point de vue du diagnostic de la paralysie faciale par hémorragie cérébrale, d'avec l'hémiplégie faciale et la simple paralysie par lésion du nerf de la septième paire. »

Eichhorst (*Dans la paralysie de cause cérébrale*) : « La paralysie est localisée exclusivement aux muscles innervés par le facial inférieur, le facial supérieur restant intact. »

Hirt : « La partie supérieure de la figure paraît normale, au moins dans la grande majorité des cas; le front a ses rides habituelles, les deux sourcils se laissent froncer de la même façon, les yeux peuvent être fermés également et complètement. »

Boulloche (*Manuel de médecine*, t. IV, 1894): « La paralysie faciale, d'origine centrale, intéresse seulement le facial inférieur. Cette localisation spéciale est le meilleur élément de diagnostic. »

Thoinot (*Manuel de médecine*, t. III, 1894): « Il est de règle dans les hémiplégies faciales par foyer cérébral, que l'orbiculaire des paupières échappe à la paralysie; la lagophtalmie, si marquée dans la paralysie faciale périphérique, manque ici complètement, le malade ferme également bien les deux yeux. »

Souque (*Traité de médecine*, 1894): « Le facial supérieur est respecté : l'orbiculaire palpébral, le sourcilier, le frontal, fonctionnent normalement et le haut du visage n'est pas asymétrique. »

Dieulafoy (*Manuel de pathologie interne*): « Dans l'hémiplégie faciale d'origine cérébrale, la face n'est paralysée que dans la partie inférieure, l'orbiculaire des paupières étant presque toujours respecté. »

Mayet (*Traité de diagnostic médical*): « Le facial inférieur est souvent seul touché. »

Grasset (*Maladies du système nerveux*, édition 1879). « Un caractère remarquable de cette paralysie faciale, c'est qu'elle ne frappe pas l'orbiculaire des paupières. Le malade ferme l'œil du côté malade comme de l'autre, ce qui n'arrive pas dans les paralysies périphériques du facial, dans les paralysies rhumatismales par exemple de ce nerf. »

Cette manière de voir, soutenue par le professeur Grasset en 1879, modifiée plus tard, comme nous le verrons, est in-

téressante à signaler : elle nous montre combien était classique, jusqu'à ces dernières années, l'opinion des auteurs qui
admettent l'intégrité du facial supérieur dans la paralysie
faciale d'origine cérébrale ; le professeur Grasset ajoutait,
comme application clinique, l'observation d'un malade atteint
de paralysie du facial, chez lequel la lagophtalmie lui fit
rechercher et trouver une lésion du rocher à la place d'une
lésion de l'hémisphère cérébral qu'on soupçonnait.

Nous pouvons dire, dès à présent, que ces applications au
diagnostic restent encore vraies et que la paralysie complète
du facial supérieur avec lagophtalmie reste exclusive d'une
lésion cérébrale proprement dite. Mais, cependant, on ne doit
plus donner comme une loi clinique l'intégrité complète du
facial supérieur dans les lésions hémisphériques.

C'est ce qu'ont établi, récemment, de nombreux et intéressants travaux dont nous allons maintenant parler.

II. — LE FACIAL SUPÉRIEUR N'EST PAS INTACT DANS TOUS LES CAS D'HÉMIPLÉGIE FACIALE DE CAUSE CÉRÉBRALE

Après avoir cité le travail de Récamier sur l'intégrité du facial supérieur dans l'hémiplégie cérébrale, Duchenne (1) dit que le signe diagnostic a perdu beaucoup de sa valeur depuis un travail (1854) dans lequel Duplay cite des cas de paralysie faciale avec participation de l'orbiculaire par lésion cérébrale démontrée à l'autopsie.

Valeur purement historique et rétrospective.

Plus importante est une remarque de Potain (2) (1873). « ... à l'état normal, il est possible à la plupart des gens de fermer volontairement un seul des deux yeux ; or les hémiplégiques abaissent bien isolément la paupière du côté sain, mais sont dans l'impossibilité de fermer l'œil du côté malade, si ce n'est en associant ce mouvement à celui de l'autre œil. C'est un fait que j'ai maintes fois constaté et qui paraît constant. »

Grasset (3) : « La paralysie de l'orbiculaire des paupières, fréquente dans la paralysie périphérique du facial, est rare

---

(1) Duchenne (de Boulogne), *loc. cit.*, p. 740.

(2) Potain, Art. *Cerveau* (Pathol.) in *Dict encyclop. des sc. médicales*, t. XIV, 1873, p. 261.

(3) Grasset, *Dictionnaire encyclopédique des sciences méd.*, 20ᵉ volume, 2ᵉ série, Art. *Paralysie faciale*, pages 549 et 551.

dans l'hémiplégie faciale d'origine cérébrale. Elle est cependant moins rare qu'on ne croit.

» Assez souvent, dans l'hémiplégie cérébrale, j'ai trouvé l'orbiculaire palpébral paralysé; seulement, il faut, pour la constater, faire fermer successivement et isolément chacun des deux yeux; le sujet les ferme simultanément, mais non successivement. C'est là le vrai caractère qui différencie la paralysie centrale de la paralysie périphérique: dans ce dernier cas le malade ne ferme pas l'œil malade, alors même qu'il veut les fermer tous les deux, parce que la lésion est en deçà des connexions mésocéphaliques qui unissent les noyaux oculomoteurs des deux côtés. »

Heney (1) (1874), et Simoneau (1877) insistent sur ce fait de l'impossibilité où est le malade de fermer isolément l'œil du côté paralysé. « Dans tous les cas, dit Simoneau, élève de Potain, nous avons trouvé de la paralysie de l'orbiculaire qui ne pourra plus être niée dans tous les cas d'hémiplégie de cause centrale. »

Coingt (1878) et Berger (1879) insistent sur la participation fréquente du facial supérieur à l'hémiplégie cérébrale, en appuyant sur ce fait que la paralysie de l'orbiculaire est le plus souvent plus latente et qu'il faut user d'artifice pour la mettre en lumière.

_____

(1) Les citations pour lesquelles nous ne donnons pas l'indication bibliographique sont empruntées à la thèse citée de Deligné, ou à l'un des deux mémoires suivants: Féré, *Note sur la paralysie du facial supérieur dans l'hémiplégie par lésion cérébrale* (*Nouvelle Iconographie de la Salpêtrière*, 1898, t. XI, p. 147). — Mirallié, *De l'état du facial supérieur et du moteur oculaire commun dans l'hémiplégie organique* (*Archives de neurologie*, 1800, t. VII, n° 37, p. 1).

Ces artifices sont : ou la fermeture isolée de l'un ou l'autre œil (Potain), ou la différence de résistance, au doigt, des deux paupières supérieures volontairement fermées (procédé indiqué par **Legendre**, en 1846).

Même année (1879), **Hallopeau** (1) : « Nous avons nous-même reconnu plusieurs fois, surtout dans les hémiplégies récentes, que l'occlusion des paupières se faisait plus difficilement, plus lentement et moins incomplètement du côté malade que du côté opposé. »

Nous avons, pour notre part, rencontré depuis trois ans quatre malades chez lesquels il existait une paralysie de l'orbiculaire, en même temps qu'une hémiplégie du même côté »; sur ces quatre cas, un a été suivi d'autopsie, et Hallopeau en rapproche deux autres (avec autopsie) de **Huguenin** et de **Chvostek**.

(1886). **Foucher** (Thèse de Paris): «Il est des cas de paralysie faciale où la cause cérébrale est démontrée à l'autopsie et dans lesquels, cependant, l'orbiculaire des paupières est paralysé. »

(1889). **Révillod**: « Dans la fermeture des deux yeux, celui du côté paralysé se fermait incomplètement et cet œil ne se fermait pas isolément, le froncement du sourciller était en défaut. »

L'attention avait été si peu fixée par les travaux antérieurs que, pour beaucoup de médecins, le «signe de l'orbiculaire», expressément indiqué dans le travail de l'observateur (*Revue*

---

(1) Hallopeau : Note pour servir à déterminer le trajet intra-cérébral du faisceau supérieur du facial. (*Revue mensuelle de médecine et de chirurgie*), 1870, t. III, p. 037.

médicale de la Suisse Romande), devint le « signe de Révillod ».

(1890). Byrom Bramwell : « L'orbiculaire des paupières est intéressé dans la paralysie faciale qui accompagne l'hémiplégie, mais la paralysie est incomplète et moins marquée que celle des muscles innervés par le facial inférieur...

» En général, les hémiplégiques dont le facial inférieur est pris ne peuvent pas fermer isolément l'œil du côté paralysé. »

(1892). Gowers : « Dans la paralysie de cause cérébrale, la branche supérieure du facial est souvent intéressée, mais à un moindre degré que la branche inférieure : le front semble plus lisse du côté paralysé, l'œil ne peut être fermé aussi vite, ni isolément. »

(1898). Féré publie une observation de paralysie faciale persistante chez un hémiplégique cérébral.

Notons qu'il s'agit d'une lésion datant de l'enfance. On a noté, en général, que le facial supérieur est beaucoup plus généralement atteint dans la paralysie cérébrale de l'enfance.

(1896-1898). Pugliese et Milla : « Le facial supérieur ne reste pas intact dans l'hémiplégie ; d'ordinaire, il est frappé à un degré plus ou moins grand et suivant le siège, l'étendue de la lésion cérébrale et certaines dispositions individuelles... La parésie des muscles innervés par le frontal supérieur ne manque, pour ainsi dire, jamais dans l'hémiplégie... Parfois cette parésie peut aller jusqu'à la paralysie. »

(1897). Wallenberg : observe un malade qui ne peut ni plisser le front, ni fermer l'œil du côté hémiplégié : lésion du centre ovale.

(1897), Pandi : paralysie du facial supérieur au repos et pas dans les mouvements volontaires,

(1099), Mirallié (1) travail important : analyse trente observations personnelles et conclut : « Loin d'être l'exception, la paralysie du facial supérieur est la règle dans l'hémiplégie cérébrale vulgaire. Dans tous les cas d'hémiplégie que nous avons observés et où le facial inférieur était touché, le facial supérieur était aussi atteint ; plus ou moins d'ailleurs, suivant les cas... »

Enfin, même année (thèse citée), Deligné : analyse dix-huit observations personnelles et conclut aussi : « Dans toute hémiplégie d'origine cérébrale, la paralysie du facial supérieur est de règle toutes les fois que le facial inférieur est paralysé. »

---

(1) Mirallié, Mém. cité des *Arch. de neurologie*, 1899, t. VII, n° 37, p. 1.

III. — CONCILIATION DES DIFFÉRENTES OPINIONS
ET CONCLUSION

Que conclure de toutes ces publications en apparence contradictoires ?

Au fond, c'est très simple : la seconde série de travaux que
nous venons de résumer a complété, mais non contredit la
première.

— Dans la première série on dit : un bon moyen de distinguer la paralysie périphérique de la paralysie cérébrale du
facial, c'est de voir l'état du facial supérieur.

Dans la paralysie périphérique, il est atteint, il y a de la
lagophtalmie. Dans la paralysie cérébrale, il est intact, il n'y
a pas de lagophtalmie.

— Dans la seconde série de travaux on dit : La différence est
réelle entre les deux cas au point de vue de la lagophtalmie,
qu'on observe dans l'un et pas dans l'autre. — Mais il est
inexact d'en conclure que le facial supérieur est intact dans
l'hémiplégie cérébrale. — Il n'est pas aussi paralysé que
dans la paralysie périphérique, d'où l'absence de lagophtalmie ; mais il est cependant un peu paralysé aussi, puisqu'il
présente une paralysie légère, incomplète, latente, qu'il faut
savoir relever par certains procédés.

Cette conclusion, qui ressort de la revue historique que
nous avons faite, ressort aussi nettement de tous les faits
cliniques que nous allons maintenant rapporter.

CHAPITRE III

Faits cliniques

Nous pouvons ranger les faits cliniques en trois grandes séries :

1° Paralysies d'origine cérébrale, avec participation du facial inférieur et du facial supérieur ;

2° Paralysies d'origine cérébrale, avec participation légère du facial inférieur et intégrité du facial supérieur ;

3° Paralysies d'origine cérébrale, avec intégrité du facial supérieur et du facial inférieur.

OBSERVATIONS DE LA PREMIÈRE SÉRIE

Paralysie d'origine cérébrale avec participation du facial inférieur et du facial supérieur.

Observation I

(PERSONNELLE)

(Clinique médicale. Service du profeseur Grasset. Salle Achard, n° 12)

Hémiplégie gauche avec légère contracture. — Facial supérieur atteint.
Facial inférieur atteint.

S... A...., profession, aucune. Mariée, âge, quarante-deux ans, entrée le 25 mai.

Ant. héréditaires. — Père mort d'hémorragie cérébrale. Mère obèse. Quatre frères ou sœurs en bonne santé.

Ant. personnels. — Tendances congestives (éblouissements, saignements de nez). Fausse couche de cinq mois et demi à l'âge de vingt-deux ans. Deux filles, bonne santé. Pas de spécificité.

Début. — Le 2 janvier 1900, la malade, étant en train de laver son linge, sent sa bouche se dévier, son bras gauche s'immobilise. On la transporte chez elle où elle perd connaissance.

Elle revient à elle quelques heures après; paralysie de tout le côté gauche; ses règles, qu'elle avait ce jour-là, se sont interrompues.

Etat actuel, 27 mai.

Motricité. — Le membre supérieur gauche est parésié et très enraidi; le bras collé au corps, l'avant-bras en pronation, les doigts fléchis dans la main. Cette raideur se laisse vaincre sans douleur.

Membre inférieur gauche en extension, parésié et raide.
La marche est impossible sans le soutien d'une autre personne; jambe traînante.

Face. — La face est déviée à droite. Les traits et les rides sont plus effacés à gauche; commissure labiale gauche plus abaissée. La malade ne peut siffler. Le côté gauche de la face reste immobile et sans expression, quand elle parle. Du côté gauche, au front, ses rides sont effacées en partie; elles sont moins profondes, moins sinueuses. Le sourcil gauche est moins courbe et a une direction plus rectiligne. La queue du sourcil gauche est plus rapprochée de l'angle inféro-externe de l'orbite. Le sourcil gauche résiste moins bien aux mouvements qu'on lui imprime.

Yeux. — 1° Si on ordonne à la malade de fermer les deux yeux à la fois, elle les ferme également bien.

2° Séparément, elle ne peut fermer que le droit; il lui est impossible de clore le gauche (ce phénomène n'existait pas antérieurement à son attaque, nous dit-elle).

3° Si on invite la malade à tenir fortement ses yeux fermés

et qu'on s'efforce de les lui ouvrir, on y arrive très facilement
à gauche ; avec beaucoup plus de difficulté à droite.

4° Les mouvements des globes oculaires s'effectuent également bien dans tous les sens.

Langue. — Déviée à gauche.

Sensibilité :

a) *S. subjective:* Sensation d'engourdissement dans les
membres paralysés.

b) *S. objective:* Aucun trouble dans la sensibilité à aucun
de ses modes.

c) *Sens musculaire :*

1° *Notion de position.* — La malade ayant les yeux fermés,
ses deux bras allongés le long de son corps, nous prenons le
bras gauche et l'élevons en l'air, verticalement. Nous prions
en ce moment la malade de porter sa main droite à sa main
gauche. La malade, alors, porte sa main droite sur le plan
du lit, à la place qu'elle croit toujours occupée par la main
gauche; fort étonnée de ne pas l'y trouver, elle porte alors sa
main droite à son épaule gauche et touchant le bras s'oriente
ainsi facilement.

2° *Notion de forme.* — Les formes des objets sont recon-
nues avec difficulté par la main gauche.

3° *Notion de poids.* — Des variations de poids de 20 gr.
ne sont pas perçues de la main gauche tandis qu'elles le sont
très nettement de la droite.

d) *Organe des sens:* Rien à signaler.

Réflexes: R. du membre supérieur exagéré.

R. rotulien exagéré.

Trépidation épileptoïde du pied.

R. pupillaire: normal à la lumière.

Trophicité : Pas de trouble trophique.

Psychisme: Normal.

Rien au cœur. — Rien au poumon.

Diagnostic: Hémiplégie gauche, avec légère contracture.

Traitement: Electrothérapie.

31 mai (onze heures du matin):

Devant nous et pendant que nous lui parlons, la malade se rejette brusquement en arrière, se replie en arc sur son côté droit, qui est pris de tremblements et de mouvements convulsifs. Le côté droit de la face contracturé, grimaçant, l'œil droit fermé, contrastent étrangement avec le côté gauche de la face qui est calme, l'œil gauche largement ouvert. Le côté gauche du corps n'est pas agité de convulsions.

Cet état dure environ deux à trois minutes; puis la malade entre en résolution musculaire.

Face calme. Paupières closes. Yeux roulent dans l'orbite. Stertor. Ecume à la bouche. Le bras droit soulevé retombe inerte. La contracture persiste toujours à gauche.

Réflexe rotulien exagéré à droite.

Pupilles dilatées ne réagissent pas à la lumière.

Respiration : 37, pénible, irrégulière.

Pouls : Très fréquent (incomptable) irrégulier, intermittent. Sueur froide sur tout le corps. Insensibilité absolue. Perte de connaissance complète.

Traitement. — Sinapismes, sangsues à l'anus. Lavement purgatif.

31 mai. — Deux heures après-midi : Même état. Température 39°3. (De midi à une heure et demie la malade a présenté des convulsions généralisées ?)

Observation II

(INÉDITE)

(Recueillie par le D⁰ GIBERT, chef de clinique médicale)
(Service du professeur Grasset)

Ramollissement cérébral. — Hémiplégie gauche avec contracture, les deux branches du facial comprises. — Sensibilité normale. — Perte du sens kynesthésique.

Rouquet R..., cinquante-deux ans, entrée le 23 septembre 1897, au n° 6 de la salle Achard.

Cette femme a été prise, il y a dix-huit mois, le matin, au lever, sans ictus, progressivement, d'une hémiplégie gauche. Depuis quelques jours, elle ressentait des fourmillements dans les membres atteints.

Après une période de quelques mois d'hémiplégie flasque, la contracture est survenue : la malade est impotente du côté gauche et souffre de cette moitié du corps.

23 septembre 1899. — Système nerveux.

Motilité. — La face est déviée du côté droit ; les plis du front sont plus marqués à droite qu'à gauche. — Le sourcil gauche est moins arqué que le droit, sa queue est plus abaissée ; l'orbiculaire des paupières du côté gauche cligne sans force et se fatigue très vite. — Si on prie la malade de fermer isolément chacun de ses yeux, ce mouvement s'effectue facilement à droite, il est impossible à gauche.

La malade peut pourtant fermer simultanément les deux yeux. — Dans cette position on prie la malade de faire effort pour maintenir ses yeux clos. — Si on essaie alors de vaincre sa résistance en élevant avec le pouce sa paupière supérieure, on y arrive facilement à gauche, beaucoup plus difficilement à droite.

Quand la malade rit ou pleure, ce qui lui arrive souvent, par crise et sans raison (rire et pleurs spasmodiques), les déformations de la face deviennent plus évidentes, surtout dans le domaine du facial inférieur.

Le membre supérieur gauche est en flexion générale. — Les doigts fléchis dans la paume de la main, le poignet sur l'avant-bras, l'avant-bras sur le bras, le bras rapproché du tronc.

Il existe encore une certaine mobilité dans l'épaule et le coude, mais les doigts sont enraidis dans leur position de flexion. Cependant nulle part la contracture n'est invincible.

Le pied gauche est tombant ; sa face dorsale est œdématiée.

La jambe, dans son ensemble, est moins prise que le membre supérieur ; la contracture y est moins prononcée.

Sensibilité. — La sensibilité explorée par tous les moyens, au compas, à la pointe, à la température, s'est montrée normale.

Peut-être existe-t-il un peu d'hyperesthésie au froid.

Sens kynesthésique. — Aboli du côté gauche. Trois séries d'expériences :

a) On donne artificiellement à la main gauche une position

quelconque, en extension, par exemple, et on prie la malade de placer la main droite, saine, dans la même position. Elle la met dans la position habituelle de la main gauche : la flexion.

b) On donne à la main gauche une situation quelconque dans l'espace, par exemple, le bras élevé au-dessus de la tête, et on ordonne à la malade d'aller toucher la main gauche avec la main droite. Elle se dirige vers le genou gauche, où sa main repose habituellement.

c) On soulève sa main gauche, comme si on voulait la placer sur sa tête, mais, au lieu de l'appuyer sur sa tête, on la maintient en l'air, en faisant appliquer la main d'un aide à la place de celle de la malade, celle-ci va chercher la main étrangère qu'elle croit la sienne.

On lui fait tenir, par l'intermédiaire d'un fil fin, des poids de 15 grammes, de 10 grammes, etc., puis on supprime, sans secousse, le poids : à droite, elle perçoit la suppression de 10 grammes, et à gauche, elle n'en a pas la sensation.

La malade se plaint souvent de douleurs dans le côté gauche, au niveau de l'épaule et du genou.

Réflexes. — Très exagérés partout. Trépidation épileptoïde aux membres inférieurs et au membre supérieur gauche.

Troubles trophiques et vaso-moteurs. — La peau du membre supérieur gauche est très épaissie, l'œdème ou l'épaississement du pannicule adipeux augmente la grosseur de ce membre.

Le pied gauche présente une teinte violacée, il est très œdématié.

Les sphincters ont été pris au début de la maladie.

3

L'intelligence ne fait pas défaut, à part les moments de rire et de pleurer sans motif et par crises.

Les purgatifs répétés, l'iodure, n'ont amené aucun résultat bien appréciable chez notre malade ; quatre mois après, elle est toujours en hémiplégie gauche, spasmodique douloureuse.

C'est une sénile avancée. Ses artères sont fort dures, éclat clangoreux à l'aorte. Migraines, sciatiques, épistaxis, obésité, telles sont les étapes symptomatiques de son arthritisme.

Comme antécédents héréditaires, rien d'intéressant à noter.

Observation III (1)

(Due à l'obligeance de M. le professeur agrégé Rauzier)
(Document de la polyclinique)

Artérite cérébrale syphilitique. — Hémiplégie et hémihyperesthésie sensitivo-sensorielle gauche. — Facial supérieur atteint. — Facial inférieur atteint.

Charlotte Fl..., trente-deux ans, lessiveuse, vient demander une consultation pour des troubles paralytiques remontant au 28 septembre de cette année.

Pendant la journée du 28 septembre, elle avait travaillé comme à l'ordinaire, s'était couchée bien portante ; lorsque, vers une heure du matin, en se levant du lit pour uriner, elle

---

(1) La malade qui fait l'objet de cette observation entra plus tard dans le service de M. le professeur Grasset, au n° 19 de la salle Achard-Espéronnier.

tomba raide sur le pavé et resta sans connaissance jusqu'à
sept heures du matin.

Après cette courte période d'apoplexie, elle recouvre ses
sens et constate qu'elle est paralysée du bras et de la jambe
gauches, et que sa bouche est déviée du côté droit. La parole
est rendue difficile par la déviation de sa langue; l'œil gauche
est fermé difficilement.

Pendant un mois, elle reste incapable de se servir du côté
paralysé, puis la marche devient possible, et, à l'heure actuelle,
elle peut faire quelques mouvements avec sa main gauche.

Interrogée sur ses antécédents personnels, elle nie tout
chancre et toute éruption, mais nous raconte qu'elle a eu trois
grossesses terminées l'une à trois mois, l'autre à cinq mois,
l'autre sept mois, sans cause traumatique appréciable. De
plus, ses cheveux sont tombés, il y a quelque temps, pour
repousser ensuite.

A part cela, elle souffre depuis une dizaine d'années de
maux de tête très fréquents. Elle n'a pas d'autres antécédents
dignes d'être notés.

État actuel (13 décembre 1899). — Cette jeune femme se
présente à nous, la face tirée du côté droit, et cette asymétrie
se manifeste encore bien plus au moment du rire.

Son bras gauche est pendant, et sa main, très œdématiée,
présente une teinte cyanique très foncée. La jambe est également enflée, et la malade accuse, dans ce côté, une sensation
de froid habituelle, qu'il est, du reste, facile de contrôler
subjectivement.

Les mouvements des membres, à gauche, sont tous possibles ; elle peut mettre sa main derrière la tête, remuer les
doigts, fléchir les divers segments des membres les uns sur

les autres, mais tous ces mouvements s'exécutent avec bien moins de force à gauche qu'à droite.

La langue est déviée du côté gauche; l'œil gauche se ferme moins bien que le droit, et, si on essaie de soulever la paupière supérieure, on éprouve bien moins de résistance à gauche qu'à droite.

La sensibilité est atténuée au niveau de la main et du bras gauches, au toucher, à la douleur et la température. L'examen des yeux a montré des réactions pupillaires normales, une acuité égale à 1/50 à gauche, du côté hémiplégique, à 4/10 à droite; une papille légèrement œdémateuse à gauche et un champ visuel très rétréci des deux côtés.

Les odeurs et les saveurs sont moins bien perçues à gauche qu'à droite (1).

Tous les réflexes tendineux sont exagérés du côté gauche, au bras comme à la jambe, il existe même un rudiment de clonus du pied.

Les sphincters n'ont jamais été pris. L'intelligence, faible, est normale.

Le cœur ne présente pas de lésions valvulaires. Les artères radiales ne sont pas scléreuses et, au foyer aortique, il n'existe pas d'éclat diastolique.

Étant donnée l'absence de toute cause pouvant expliquer l'hémiplégie, et se fiant sur les antécédents notés de fausses couches à répétition, d'alopécie passagère, de céphalées tenaces, M. le professeur Rauzier conclut à une artérite cérébrale syphilitique et institue le traitement mixte.

-----

(1) Les expériences ont été faites avec de l'eau de Cologne et du sulfate de quinine.

Cette observation, dont la partie étiologique est pure, exclusivement syphilitique, remet en discussion l'ancienne description de Charcot, des hémiplégies avec anesthésie corticale, aujourd'hui bien ébranlée.

Le traitement mixte mis en œuvre ne pourra guère avoir qu'un effet préventif vis-à-vis des lésions à venir ; il ne peut rien, évidemment, sur les lésions indirectes déjà constituées.

(Service de M. le professeur GRASSET salle Achard, n° 20).

La malade est sortie de l'hôpital, un peu améliorée au point de vue de la motilité, la sensibilité restant toujours atteinte dans le sens hyperesthésique, le 15 janvier.

Elle nous revient le 24 mars et on nous donne sur elle deux renseignements intéressants: Depuis sa sortie de l'hôpital, elle a été prise de crises épileptiformes avec perte complète de connaissance.

Pendant ces crises, qui sont revenues à deux reprises différentes, son côté droit, le côté non hémiplégique, était secoué de convulsions, et elle ne gardait aucune souvenance de ce qui venait de se passer.

Les voisins l'ont ramassée et lui ont raconté les péripéties de ses attaques.

Actuellement, le 24 mars (sa dernière crise remonte au 1ᵉʳ mars):

De nouveau, elle se présente à nous dans les conditions premières de son hémiplégie.

Le côté gauche reste fortement parésié. Au dynamomètre,

on trouve à droite une force de 20 kilogrammes et à gauche de 15 kilogrammes (et la malade est gauchère).

La sensibilité est, dans l'ensemble, très diminuée du côté gauche. Bien qu'elle sente des deux côtés les frôlements de sa peau, cette sensation est bien moins nette à gauche qu'à droite. De plus à l'esthésiomètre on constate des différences notables, en faveur du côté droit.

Pour la douleur et la température, la sensibilité a subi la même diminution du côté gauche (le schéma ci-joint représente le champ de sensibilité tel que le révèle l'esthésiomètre).

Les réflexes sont toujours exagérés du côté gauche, aux membres supérieurs et inférieurs.

Il n'y a point de perte du sens musculaire, ni du sens stéréognostique (reconnaît une montre, fait la distinction entre les longueurs, elle apprécie 10 grammes à l'épreuve des poids).

Il n'existe aucun stigmate d'hystérie ; près des zones hystérogènes, pas d'anesthésie conjonctivale, ni d'absence du reflexe pharyngé.

Pour ce qui est des organes des sens, elle est dure des deux oreilles (elle entend la montre à 0^{m}10, elle sent bien moins qu'avant).

Il ne lui resterait qu'une différence de gustation entre la moitié droite et la moitié gauche de la langue ; avec le sulfate de quinine, par exemple, elle nous dit que le médicament est beaucoup plus amer à droite qu'à gauche.

Observation IV

(OBSERVATION I DE DELIGNIÉ)

Hémiplégie gauche. Paralysie évidente du facial supérieur et inférieur.
Amélioration rapide et progressive du facial supérieur.

Mme E..., vingt-sept ans, domestique d'auberge; excès
alcooliques très probables. A souffert à plusieurs reprises
d'attaques de rhumatisme articulaire aigu.

Le 21 mars 1899. — Attaque subite d'hémiplégie gauche;
reste vingt-quatre heures dans le coma et reprend peu à peu
connaissance.

Le 4 avril 1899. — Nous constatons une hémiplégie gauche totale. La motilité volontaire du bras et de la jambe est
complètement abolie ; spontanément, malgré tous ses efforts,
la malade ne peut faire aucun mouvement d'aucun segment
des membres. La motilité réflexe au pincement existe à la
jambe, pas au bras.

A la face nous observons une paralysie faciale complète.

Le facial inférieur est nettement paralysé: déviation et élévation de la commissure buccale droite ; la pointe du nez est
même déviée de ce côté. A gauche les rides sont complètement effacés, le pli naso-génien est très atténué et tombant,
la joue est flasque. La langue tirée hors de la bouche est déviée vers la gauche.

Le facial supérieur est nettement intéressé. Les rides frontales gauches sont moins nombreuses et moins profondes
qu'à droite; le front semble plus lisse de ce côté; de plus,
leur courbe est plus tendue, et elles se rapprochent davantage

de la ligne droite. Quand la malade relève les sourcils, à gauche le sourcil s'élève à peine, et manifestement moins haut qu'à droite ; pendant ce mouvement, le front se ride à peine à gauche, tandis qu'à droite les rides sont très accentuées. La fente palpébrale est plus grande à gauche qu'à droite. La malade ne peut fermer isolément l'œil gauche, ce qu'elle faisait bien jadis ; mais elle peut fermer simultanément les deux yeux. Si l'on examine alors la malade, on voit que la fermeture est parfaite à droite, incomplète à gauche, où il existe un très léger interstice entre le bord libre des deux paupières. Si la malade veut maintenir les deux yeux fermés, elle ne le peut ; malgré tous ses efforts, l'œil gauche s'ouvre alors que le droit reste fermé. Il y a là un phénomène qui rapproche de très près cet état de ce que l'on observe dans la paralysie faciale périphérique.

La sensibilité est normale partout. Les réflexes rotulien et radial gauche sont diminués ; le réflexe plantaire existe. Le bras droit présente une coloration très intense. Insuffisance mitrale avec rétrécissement.

23 mai. — Nous revoyons la malade. Il existe à gauche une hémiplégie complète avec contracture et exagération manifeste de tous les réflexes tendineux. La malade se tient debout et peut faire avec un aide quelques pas. La motilité du bras est complètement abolie et il ne reste que quelques mouvements de totalité du membre, mouvements se passant dans l'articulation de l'épaule.

Le facial inférieur est encore très paralysé ; la bouche est fortement déviée à droite et, dans la parole, la moitié droite de la bouche ne sert presque aucunement à l'articulation des sons.

La paralysie du facial supérieur est beaucoup moins mar-

quée : la queue du sourcil est abaissée, la courbe est plus
tendue et plus rapprochée de la ligne droite; la malade ne
peut fermer l'œil gauche isolément. Mais, quand elle ferme
simultanément les deux yeux, elle peut maintenir l'œil gauche
fermé. Les rides du front à gauche semblent plus nettes
qu'après l'attaque.

4 juillet. — L'amélioration, nous dit-on, avait été progressive ; la marche devenait de plus en plus facile et la malade
pouvait faire seule quelques pas dans sa maison. Lorsque,
dans la journée du 4 juillet, elle eut subitement deux attaques
d'épilepsie Jacksonienne: l'une à neuf heures du matin de peu
de durée; l'autre à une heure après midi beaucoup plus
intense et perte de connaissance pendant une heure.

La malade aurait présenté à ces deux crises des secousses
convulsives du bras gauche, beaucoup moins intenses dans
la jambe et à la face. La malade est dans un demi-coma d'où
il est difficile de la tirer. L'état général s'aggrave progressivement et la malade succombe brusquement, le 6 juillet,
après une nouvelle attaque. L'autopsie n'a pu être faite.

Observation V

(OBSERVATION XXII DE MIRALLIÉ)

Hémiplégie gauche. — Paralysie du facial supérieur et inférieur.
Amélioration du facial supérieur.

3 janvier 1898. — J... Jean, hémiplégique gauche depuis
dix ans. Amélioration progressive. Le pli naso-génien gauche
est abaissé, mais non effacé, peut-être même serait-il plus
profond que du côté opposé. La joue gauche est flasque et

pendante; la commissure buccale gauche est plus tombante que la droite et sur un plan inférieur. La langue est très légèrement déviée à gauche. Le malade ne peut siffler. Les rides du front sont effacées à gauche; la queue du sourcil gauche est peut-être un peu abaissée par rapport à l'angle inféro-externe de l'orbite; la fente palpébrale gauche est plus petite.

Le sourcil gauche remonte moins haut que le droit, il traîne en retard et s'élève par secousses. Quand les muscles des sourcils sont contractés, ils présentent aux mouvements passifs la même résistance. La malade ferme isolément l'un et l'autre œil.

19 août 1899. — Nous revoyons la malade.

La langue n'est plus déviée.

Les rides frontales sont toujours effacées à gauche. La queue du sourcil est très légèrement abaissée, mais sa courbure est moins prononcée que du côté droit, elle tend à se rapprocher de la ligne droite. La fente palpébrale gauche est toujours rétrécie.

Mais les mouvements d'élévation et d'abaissement des sourcils sont normaux et se font avec la même amplitude et sans secousses à gauche comme à droite.

Observation VI

(Observation XXVII de Mirallié)

Hémiplégie gauche. — Paralysie du facial supérieur et inférieur.
Légère amélioration du facial supérieur.

29 décembre 1897. — M... Louis, soixante-dix ans. Hémiplégie gauche en 1895 Contracture très accentuée des membres.

Le pli naso-génien gauche est abaissé et très peu marqué ; la commissure buccale gauche est abaissée ; la langue est dé-viée à gauche. Le malade ne peut siffler ; quand il mange, les aliments s'accumulent entre la joue et le maxillaire gauche. Les rides sont abaissées et moins marquées du côté gauche du front, la queue du sourcil est plus rapprochée à gauche qu'à droite, de l'angle inféro-externe de l'orbite. Le sourcil gauche exécute ses mouvements d'abaissement et d'élovation moins rapidement et sur un champ moins étendu que le droit ; contracté, le sourcil gauche est moins épais et moins résis-tant que le droit. Le malade ne peut fermer isolément l'œil gauche, ce qu'il faisait bien avant son hémiplégie.

Le 5 juillet 1899. — Nous revoyons le malade.

La langue n'est plus déviée.

Les rides du front sont sensiblement égales des deux côtés. Quand le malade ferme simultanément les deux yeux, l'occlu-sion est moins complète pour l'œil gauche, il persiste à gau-che un intervalle, une légère fente linéaire entre les deux paupières.

Observation VII

(Observation XXIII de Mirallié)

Hémiplégie gauche. — Paralysie du facial supérieur et inférieur

20 janvier 1898. — D... Jean-François, quarante-deux ans. Paralysé du côté gauche depuis huit ans. Hémiathétose.

La commissure buccale gauche est abaissée, la joue gau-che est flasque et tombante. Le pli naso-génien gauche est

abaissé et effacé. La langue est déviée à gauche; le malade
peut siffler. Les rides du front sont effacées à gauche. La
queue du sourcil gauche est abaissé par rapport au rebord
orbitaire, les fentes palpébrales sont égales, le sourcil gauche s'élève et s'abaisse par secousses et moins vite que le
sourcil droit. La résistance des sourcils aux mouvements
passifs est égale des deux côtés. Le malade ferme isolément
l'un et l'autre œil.

18 août 1899. — Nous revoyons le malade.

État sensiblement le même. A noter, cependant, que le
sourcil gauche s'élève moins haut que le droit, il s'abaisse
aussi moins bas, mais il se meut sans secousses.

Quand le malade ferme simultanément les deux yeux, on
constate que les rides sont moins nombreuses et moins
accusées sur la paupière supérieure du côté hémiplégié.

Observation VIII

(Observation XXVIII de Mirallié)

Hémiplégie droite avec aphasie motrice. — Paralysie du facial supérieur
et inférieur. — Amélioration manifeste du facial supérieur.

23 décembre 1897. — M... Florent, soixante-deux ans, a
été frappé d'hémiplégie droite avec aphasie motrice en 1896.
Contracture très accentuée, surtout au membre supérieur.
Marche très péniblement et en fauchant.

Le pli naso-génien droit est abaissé et effacé; la commissure
buccale droite est abaissée; la langue est légèrement déviée
à droite; le malade ne peut pas siffler. Les rides du front sont

abaissées du côté droit ; la queue du sourcil droit est abaissée ; la fente palpébrale est rétrécie du même côté ; le sourcil est moins épais et plus flasque à droite.

Le sourcil droit se relève moins vite et moins haut que de l'autre côté ; il s'abaisse aussi plus lentement que le gauche ; en outre, il se meut par saccades. Cet homme n'a jamais pu, même avant sa paralysie, fermer un œil isolément.

20 août 1899. — Nous revoyons le malade.

La langue est toujours déviée à droite. Impossibilité de siffler.

La commissure buccale droite abaissée, la joue flasque.

Les rides frontales sont effacées à droite. La queue du sourcil droit est toujours abaissée. La fente palpébrale droite rétrécie.

Quand le malade ferme simultanément les deux yeux, la paupière supérieure du côté droit présente moins de rides que celle du côté gauche, elle est plus lisse, moins ridée.

Quand le malade fronce simultanément et énergiquement les deux sourcils, du côté droit, les rides verticales de la base du nez sont aussi plus profondes et moins nombreuses qu'à gauche.

La résistance des sourcils aux mouvements passifs semble égale des deux côtés. L'occlusion de l'œil du côté hémiplégié est complète, il ne persiste aucune fente linéaire entre les deux paupières. Les mouvements d'élévation et d'abaissement du sourcil droit ont recouvré leur amplitude. Ils sont aussi étendus, aussi rapides que du côté sain ; il se meut aussi sans saccades, ni à-coups.

Le malade réussit, mais avec peine, à fermer isolément chaque œil. Il nous dit lui-même, ce que nous constatons, qu'il éprouve moins de difficulté pour l'œil du côté hémiplégié

que pour l'œil du côté sain. Nous répétons plusieurs fois l'expérience: il est incontestable que le malade peut fermer isolément l'œil du côté hémiplégié, ce qu'il ne pouvait faire
après son attaque de paralysie. Le signe de Révillod a donc
disparu.

Observation IX

(Observation XVII de Mirallié)

Hémiplégie droite avec aphasie motrice. — Paralysie du facial supérieur
et inférieur. — Amélioration manifeste du facial supérieur.

24 novembre 1897. — G... Jean-Yves, soixante et un an,
frappé d'hémiplégie droite à cinquante-six ans. Amélioration
de l'hémiplégie, qui est encore très accentuée, avec contracture, et perversion de la sensibilité. Aphasie motrice.

La joue droite est flasque et tombante, la commissure buccale abaissée de ce côté, les rides sont moins profondes à
droite. Le malade est dans l'impossibilité de siffler. Légère
déviation de la langue à droite.

Le facial supérieur est pris. Les rides du front sont, en
effet, presque effacées à droite; la fente palpébrale est plus
petite de ce côté; la queue des sourcils occupe sensiblement
des deux côtés la même position et est à la même distance
de l'angle inféro-externe de chaque orbite. Le sourcil droit
s'élève moins vite et moins haut que le gauche; de même il
s'abaisse moins vite et moins bas. Son champ d'excursion
est donc limité. Le malade ferme isolément l'œil gauche et
ne peut le faire du côté droit; il ne peut ouvrir l'œil droit
isolément.

20 août 1899. — Nous revoyons le malade.

La langue n'est plus déviée.

Les rides frontales sont toujours effacées du côté hémiplégié. La fente palpébrale est aussi plus petite de ce côté.

Mais les mouvements d'élévation et d'abaissement du sourcil paralysé sont certes améliorés, le sourcil droit a recouvré l'étendue de son champ d'excursion longtemps compromis ; il s'élève aussi haut, s'abaisse aussi bas que le sourcil du côté sain ; il ne traîne plus, ses mouvements se font aussi vite et sans à-coups.

Observation X

(Observation VII de Delioné)

Hémiplégie gauche. — Paralysie du facial supérieur et inférieur.
Amélioration assez rapide du facial supérieur.

2 octobre 1898. — A..., François, cinquante-trois ans. Hémiplégie gauche en juin 1898, subite au réveil, sans perte de connaissance. La paralysie est très accentuée, surtout au bras.

Hémiplégie faciale gauche totale.

La bouche est fortement attirée à droite ; fente buccale entr'ouverte ; commissure buccale gauche abaissée ; la joue gauche est flasque et pendante, sans rides Le pli naso-génien gauche est effacé, la langue est fortement déviée à gauche.

Les rides du front sont effacées à gauche, la queue du sourcil est abaissée. Le sourcil gauche s'élève moins haut, s'abaisse moins bas que le droit ; son champ d'excursion est donc limité. La résistance du sourcil aux mouvements passifs est plus grande à droite qu'à gauche. La fente palpébrale gauche est rétrécie. Le malade n'a jamais pu, même avant la paralysie, fermer isolément aucun des yeux.

2 août 1899. — Nous revoyons le malade.

Le pli naso-génien gauche est effacé et abaissé ; la commissure buccale du même côté est abaissée ; la joue est flasque, la langue déviée à gauche, impossibilité de siffler.

La queue du sourcil du côté gauche est rapprochée de l'angle inféro-externe de l'orbite ; la courbure du sourcil de ce même côté semble redressée et moins arquée que du côté opposé ; la fente palpébrale gauche est rétrécie. Les rides frontales semblent égales des deux côtés. La résistance des sourcils aux mouvements passifs est plus grande à droite qu'à gauche. Les mouvements d'élévation et d'abaissement des sourcils sont normaux, le champ d'excursion n'est plus limité, comme dans les premiers temps de la paralysie.

Observation XI

(Observation XX de Deligné)

Hémiplégie droite. — Facial supérieur et inférieur sont nettement paralysés

B...., quarante-trois ans, 10 juillet 1898. Il y a environ cinq semaines, le malade a présenté pendant quelques heures une difficulté de la parole, le malade ne trouvait pas ses mots ; puis amélioration. Quinze jours après, perte subite de connaissance. Paralysie totale du facial droit.

La commissure buccale droite est relevée, surtout quand

le malade parle ou rit, la langue est déviée à droite. La fente
buccale a la forme d'un point d'exclamation à grosse extrémité
gauche : les deux lèvres de la commissure buccale sont accolées à droite, séparées à gauche. Le pli naso-génien est moins
marqué à droite ; de ce côté la joue est flasque et tombante.

Le facial supérieur est nettement paralysé. La queue du
sourcil est abaissé par rapport à l'angle inféro-externe de
l'orbite du côté droit. Le sourcil dans son ensemble est au-
dessous du rebord orbitaire. Le sourcil droit s'élève par saccades et moins haut que le gauche. Son champ d'excursion
est limité, et sa résistance aux mouvements passifs diminuée.
La fente palpébrale droite est rétrécie. Le signe de Révilliod
est bien marqué : le malade ne peut fermer isolément l'œil du
côté paralysé ; mais on ne peut savoir s'il le faisait jadis avant
sa paralysie.

Le bras droit ne présente qu'une diminution à peine per-
ceptible de la force musculaire ; il exécute tous les mouvements. La sensibilité est un peu atténuée et retardée. Le
réflexe radial est un peu exagéré.

La jambe droite n'est pas touchée. La force musculaire est
conservée, la sensibilité est un peu atténuée. Les réflexes
tendineux ne sont pas exagérés.

Aphasie motrice incomplète : prononce les mots en cher-
chant ; après quelques mots bredouille ; un peu de repos lui
permet de prononcer nettement d'autres mots. Il est parfois
dans l'impossibilité absolue de trouver certains mots.

Comprend la plus grande partie des phrases qu'on lui dit,
mais pas tout (léger degré de surdité verbale). Lit et comprend les phrases simples : ouvrir la bouche, porter la main
sur la tête, serrer la main ; mais ne peut lire un article de
journal (cécité verbale). Agraphie totale : ne peut écrire spontanément que son nom et rien autre.

4

Le malade a succombé à une lésion envahissante progressive, probablement tuberculeuse du cerveau, mais l'autopsie
n'a pu être faite. Nous n'avons d'ailleurs vu le malade que
cette seule fois.

Observation XII

(OBSERVATION XXII DE DELIGNÉ)

Hémiplégie droite. — Facial supérieur et inférieur sont
manifestement paralysés.

J..., quarante-cinq ans, homme très vigoureux, voyageur
de commerce alcoolique (excès d'absinthe) et syphilitique.

En août 1898. — Mauvais état général.

En septembre 1898. — Après une promenade à bicyclette,
attaque d'apoplexie, perte de connaissance; le malade revient
à lui et on constate une paralysie faciale droite avec aphasie
motrice. Perte de l'audition de l'oreille droite. Amélioration
rapide, le malade reprend son métier.

En novembre 1898. — En se promenant, état vertigineux,
malaise, le malade est obligé d'implorer l'aide d'un passant.
Perte de connaissance. Amélioration progressive, puis re-
chute fin décembre 1898.

État actuel. — Membre supérieur droit: possibilité de
tous les mouvements, mais incoordination, oscille avant d'arriver à l'objet indiqué. Ataxie moins accentuée au membre
inférieur.

En marchant le malade ne fauche pas, mais il titube. Lé-

gère hyperesthésie du membre inférieur droit. Sensibilité intacte du membre supérieur. Pas de troubles trophiques.

Le facial inférieur droit est manifestement paralysé : abaissement de la commissure droite, qui se contracte à peine
quand le malade parle ; déviation de la langue à droite ; effa-
cement du pli naso-génien ; joue flasque et tombante.

Le facial supérieur n'a point échappé à la paralysie ; il est
même très pris.

Le malade peut fermer l'œil droit, mais l'arcade sourci-
lière est abaissée, les rides frontales supérieures ont disparu,
même quand le malade ride le front, la ride inférieure seule
persiste. Quand le malade élève les sourcils, le droit reste à
un bon demi-centimètre au-dessous du gauche. Quand le
malade fronce les sourcil, le pli vertical de la racine du nez
est très marqué à gauche, nul à droite. M. Raingard, qui nous
montre ce malade, trouve le fait tellement net qu'il nous
propose de le faire photographier comme type.

Pas de paralysie des muscles oculaires ; la fente palpébrale
est égale des deux côtés. Perte complète de l'audition à
droite. N'entend même pas le tic-tac d'une montre appliquée
contre le pavillon de l'oreille et la boîte crânienne.

A notre grand regret, nous n'avons jamais revu ce malade.

Observation XIII

(OBSERVATION XXIII DE DELIGNÉ)

Hémiplégie droite. — Paralysie du facial supérieur et inférieur.

P..., Louis, boulanger, soixante ans. Le 15 août 1899,
attaque subite d'hémiplégie droite avec aphasie motrice in-

complète. Le 25 août, nous voyons le malade. Les mouvements du membre supérieur sont en grande partie abolis; la motilité volontaire de la jambe est moins compromise, mais le malade marche en fauchant légèrement et en traînant la pointe du pied sur le sol. La sensibilité semble un peu diminuée.

Le facial inférieur est atteint. Le pli naso-génien droit est effacé et abaissé; la joue est flaque; la langue légèrement déviée à droite; la commissure droite buccale abaissée; le malade peut siffler.

Le facial supérieur n'a point échappé à la paralysie. Les rides frontales à droite sont moins nombreuses et moins profondes qu'à gauche, le front semble plus lisse de ce côté. La queue du sourcil est manifestement plus rapprochée de l'angle inféro-externe de l'orbite que du côté gauche. La paupière supérieure droite est plus lisse, les plis sont moins nombreux et moins marqués. La fente palpébrale droite est rétrécie. Les mouvements d'élévation et d'abaissement des sourcils sont moins rapides, leur amplitude moins grande à droite qu'à gauche, le mouvement d'élévation surtout est manifestement limité. La résistance des sourcils aux mouvements passifs est diminuée du côté paralysé. Quand on commande au malade de fermer isolément l'œil droit, il est lui-même étonné de la difficulté qu'il trouve pour y arriver, encore l'occlusion est-elle incomplète, ce qui n'avait pas lieu, dit-il, avant son attaque d'hémiplégie.

OBSERVATIONS DE LA DEUXIÈME SÉRIE

(Paralysie d'origine cérébrale avec participation légère du facial
inférieur et intégrité du facial supérieur.)

Observation XIV

(OBSERVATION XI DE DELIGNÉ)

Hémiplégie gauche. — Légère atteinte du facial inférieur.
Facial supérieur indemne.

L... Victor, soixante-douze ans. Hémiplégie subite gauche
en mai 1899. Contracture des membres. Diminution de sensibilité. Peu de choses à signaler du côté du facial inférieur,
si ce n'est une légère déviation de la langue à gauche et
l'impossibilité de siffler. En examinant la résistance passive
des sourcils, je la crois diminuée, mais très légèrement du
côté de l'hémiplégie ; la fente palpébrale de ce même côté
semble aussi rétrécie. Le malade ferme l'œil gauche isolément.

Observation XV

(INÉDITE)

(Recueillie par le Dʳ Gibert. — Clinique médicale,
service du professeur Grasset.)

Artérite cérébrale. — Aphasie motrice d'articulation avec monoplégie
brachiale. — Facial supérieur intact. — Facial inférieur légèrement atteint.

Lavaud Fr., cinquante-six ans, cultivateur à Saint-Gilles, entre le 13 novembre 1899, au n° 16 de la salle Fouquet.

Le 22 octobre dernier, il est pris subitement d'un éblouissement, a le temps de s'étendre à terre, ne perd pas connaissance et se relève quelques instants après, sans l'aide de personne. Mais il est aphasique et il ressent son bras droit engourdi.

Pendant trois semaines environ, il reste ainsi, ne prononçant que quelques mots, toujours les mêmes, avec quelques fourmillements dans le bras droit et une déviation assez marquée de la commissure labiale qui est tirée vers le côté gauche.

Au moment de notre premier examen, le 13 novembre 1899, il éprouve une très grande difficulté à s'exprimer, son langage est inintelligible, mais il comprend fort bien ce qu'on lui dit, ce qu'on lui fait lire, et répond par écrit aux questions posées.

Dans ce trouble de la parole, l'idéation n'entre pour rien.

La conception de l'idée exprimée paraît se faire normalement, mais la langue obéit mal, et le malade s'en rend un compte fort exact.

Pendant les premiers jours qui suivirent l'ictus, l'aphasie était absolue ; depuis lors, le sujet a fait des progrès, — il s'éduque tous les jours un peu ; actuellement, il dit : oui, non, son nom et plusieurs lettres de l'alphabet ; les linguales *l*, *r* lui donnent beaucoup de mal à prononcer, ce qui met encore plus en saillie l'intervention de la paralysie de la langue dans ses troubles de la parole.

Motilité. — Légère parésie du membre supérieur droit.
Au dynamomètre, 28 à droite, 32 à gauche.

La face est déviée à gauche et la salive s'écoule à travers l'hiatus laissé libre à droite par la paralysie des orbiculaires des lèvres.

Le facial supérieur n'est pas pris du tout.

L'hypoglosse est atteint : la langue est retournée en crochet à ouverture droite ; elle est mobile dans tous les sens et est facilement projetée en dehors des arcades dentaires.

Sensibilité. — Le membre supérieur droit et la face, c'est-à-dire les parties parésiées, sont également très manifestement hypesthésiques.

Le tact, la piqûre et la température sont moins bien senties à ce niveau que du côté gauche.

Rien du côté des organes des sens.

Réflexes tendineux. — Exagérés partout.

Sphincters. — Ils n'ont été pris à aucun moment.

A part ces troubles nerveux, le malade présente quelques symptômes de polysclérose.

Il a des bourdonnements d'oreille, des vertiges, des crampes dans les mollets, des fourmillements dans les mains, de la pollakyurie nocturne, de l'hypoazoturie. Les artères sont dures et il y a un peu d'éclat diastolique, au second temps, à l'aorte.

On institue le traitement mixte, bien que rien de spécifique ne soit démontré dans ses antécédents, à peine retrouve-t-on un peu d'éthylisme dans son passé.

Pendant son séjour dans le service, nous voyons l'éducation de la parole progresser tous les jours.

Le malade a un alphabet et s'exerce a épeler comme un enfant. Il scande les syllabes, cherche un peu la syllabe à dire, mais, en somme, il parle de mieux en mieux.

Le 19 décembre, il quitte l'hôpital.

L'hypesthésie droite du bras et de la face a entièrement disparu.

La parésie du bras et de la face survit encore un peu.

Plus d'engourdissement.

La parole est entièrement revenue, mais on dirait que le malade a un défaut de langue.

Il scande les mots d'une façon un peu difficile à décrire.

La langue reste avec sa déviation à droite, moins prononcée.

Observation XVI

(INÉDITE)

(Recueillie par le D' GIBERT. — Clinique médicale, service du professeur GRASSET)

Artérite cérébrale, syphilitique avec aphasie motrice d'articulation et hémi-parésie droite, avec hémi-hypesthésie. Facial inférieur légèrement atteint. Facial supérieur indemne.

Salle Achard, n° 20. B..., entrée le 30 avril 1900, âgée de quarante-huit ans, domestique.

Depuis trois mois, sans discontinuer, cette femme se plaignait de céphalées très violentes au niveau du front et de la nuque. Lorsque, il y a trois semaines, en travaillant avec quelques autres femmes, dans un jardin, subitement, elle se trouve dans l'impossibilité de parler et elle éprouve du côté droit du corps, surtout au bras, des fourmillements.

Cependant elle ne perd pas connaissance et revient à pied jusqu'à la maison où elle est domestique.

Pendant deux jours, elle est restée absolument aphasique.

Elle va une fois, par exemple, chez son cordonnier, et quoique sachant parfaitement ce qu'elle voulait dire, il lui est impossible de se faire comprendre autrement qu'avec des gestes. Elle a toujours très bien compris le parler et le geste. Elle ne sait ni lire, ni écrire.

Pendant que son aphasie était complète, elle se sentait très faible, de son côté droit, et sa bouche était déviée du côté gauche. En même temps existaient dans le bras droit des troubles paresthésiques; il lui est arrivé même quelquefois de laisser tomber un objet qu'elle tenait dans sa main droite.

La malade s'est très bien rendue compte que sa sensibilité est obtuse de ce côté.

Après deux jours d'aphasie, la malade a commencé à dir. quelques mots en bégayant, éprouvant de la difficulté à articuler, mais ne prenant jamais un mot pour un autre.

Selon les jours et les moments, sa difficulté pour parler est plus ou moins accentuée: A certaines heures, elle s'exprime presque correctement, puis de nouveau elle bégaie et peut à peine se faire comprendre.

La jambe droite a repris assez vite sa force: le bras droit est encore faible; la face reprend son aspect normal.

Les antécédents héréditaires de la malade sont peu intéressants.

Elle-même a un enfant, né avant terme, et mort à l'âge de sept mois, de maladie inconnue. Il ne présentait pas d'éruption sur la peau, ni de plaques muqueuses.

Elle nie avoir eu tout chancre, toute roséole, tout mal dans la bouche ou à la vulve.

Elle a perdu ses cheveux, mais à l'occasion d'un accouchement.

Cependant, elle a été soignée, il y a quelques mois, en chirurgie, pour une affection cutanée de la face, qui fut jugée d'origine syphilitique et traitée comme telle. Elle a même une perforation de la cloison nasale.

A part cela, elle avoue s'alcooliser par des moyens variés: alcool, absinthe et vin.

Etat actuel. — 30 avril 1900.

Facies rougeaud. Déviation légère de la commissure labiale tirée du côté droit.

Aucun trouble dans le domaine du facial supérieur.

Pour éliminer tout de suite les appareils moins importants dans le syndrôme clinique actuel, il faut noter des symptômes nombreux d'artério-sclérose vasculaire et rénale.

Artères dures. Eclat diastolique aortique. Crampes dans les mollets. Pollakiurie nocturne. Vertiges. Bourdonnements d'oreille.

Analyse d'urine : Quantité . . . 1000.
Densité . . . 1005.
Urée . . . . . 5. gr.

Traces indosables d'albumine.
Pas de glucose.

Système nerveux. Motilité. — Aucun mouvement n'est

aboli, mais à droite, ils se font avec beaucoup moins de force qu'à gauche (la malade n'est pas gauchère).

C'est ainsi qu'à droite le dynamomètre marque 10, et à gauche 23.

Pas de modification par l'occlusion des yeux.

Pas de tremblement de ce côté parésié.

Le membre inférieur n'a presque plus rien.

Sa face est mobile dans tous les sens, quoique un peu déviée à gauche.

La langue est très mobile.

L'occlusion des paupières se fait aussi bien à droite qu'à gauche.

Les pupiles sont égales et contractiles.

Sensibilité. — Elle est diminuée très manifestement à tous les modes dans le côté droit ; mais, tandis que la jambe et le pied sentent à peu près comme à gauche, la face et le bras sont nettement hypesthésiques. Selon les endroits explorés, la perception des deux points de l'esthésiomètre est obtenue à gauche avec des écartements variant d'un demi-centimètre à quatre centimètres; tandis qu'à droite, ces écartements varient de deux centimètres à sept centimètres; aux membres inférieurs, ces écartements s'égalisent.

Les autres sensibilités, à la température et à la douleur, sont diminuées dans les mêmes proportions, à droite.

Le sens stéréognostique n'est troublé d'aucun côté : à droite, par exemple, la malade reconnaît une montre, fait une différence entre deux languettes de bois ayant un demi-centimètre de différence de longueur.

Pas de troubles du sens musculaire.

Réflexes. — Vifs partout, mais notablement plus vifs du côté droit.

Pas de troubles trophiques ni sphinctériens. Intelligence parfaitement conservée.

Il est impossible de dire s'il y a cécité verbale, la malade ne sachant ni lire, ni écrire; mais il n'y a certainement pas de surdité verbale. La malade a toujours su ce qu'elle voulait dire, mais se trouvait dans l'impuissance de l'exprimer.

Actuellement, elle est surtout paralytique mais non aphasique.

Certains mots lui sont tout particulièrement difficiles à prononcer; ceux où entrent les lettres *b*, *p*, *l*, *r*.

D'une façon générale, elle parle en scandant les mots, en séparant les syllabes les unes des autres, comme si elle faisait un effort pour trouver la syllabe à dire et pour la prononcer.

Cette sorte de bégaiement varie selon les jours.

Quand elle entra à l'hôpital, il fut impossible à la malade de parler avec la sœur; mais, dès le lendemain, elle parlait assez bien pour se faire comprendre de nous.

Actuellement, elle s'exprime très convenablement, et on se douterait à peine qu'elle vient d'être récemment aphasique.

Organe des sens. — L'odorat et le goût ont disparu depuis longtemps, à la suite d'affections diverses des fosses nasales.

L'ouïe et la vue sont normales.

Pas de stigmates d'hystérie.

Sensibilité. — Avec les poids suspendus, elle perçoit la suppression de quinze grammes à gauche; à droite, dans la première expérience, elle n'a pas eu la sensation de la suppression, puis elle s'est éduquée et a perçu la chose

OBSERVATIONS DE LA TROISIÈME SÉRIE

Paralysies d'origine cérébrale, avec intégrité du facial supérieur
et du facial supérieur.

Observation XVI

(OBSERVATION IX DE DELIGNÉ)

Hémiplégie droite. — Intégrité du facial inférieur et du facial supérieur.

D... Madeleine, soixante-neuf ans. Hémiplégie droite en
octobre 1897. Légère amélioration. Pas d'aphasie motrice.
Contracture des membres, avec exagération des réflexes. La
malade marche en fauchant.

La face n'est pas touchée.

Aucun des symptômes qui marquent ordinairement la paralysie du facial inférieur dans l'hémiplégie.

Le facial supérieur est indemne.

Observation XVII

(OBSERVATION X DE DELIGNÉ)

Hémiplégie gauche. — Intégrité du facial inférieur et du facial supérieur.

D... Modeste, soixante-neuf ans. Hémiplégie gauche en
septembre 1896. Contracture des membres très légère : tous

les mouvements du bras et de la jambe sont possibles, mais limités.

La face n'est pas touchée.

Les plis naso-géniens et les commissures buccales occupent le même niveau et sont également bien accentués. La langue n'est pas déviée, et le malade peut siffler, avec difficulté, il est vrai.

Le facial supérieur est indemne.

Observation XVIII
(INÉDITE)

(Recueillie par le docteur GIBERT. — Clinique médicale,
service du professeur GRASSET.)

Hémiplégie droite spasmodique et paraplégie superposée. — Facial supérieu intact. — Facial inférieur intact aussi.

Barral, trente-huit ans, employé de commerce, entre le 26 février 1900, au n° 11 de la salle Fouquet.

L'histoire pathologique de ce malade se divise en deux parties: tout d'abord, il est atteint subitement d'hémiplégie droite; en second lieu, il est frappé de paraplégie:

1° *Hémiplégie.* — Il y a quinze mois, en pleine santé, il est pris d'un vertige, il tombe, perd connaissance pendant dix à quinze minutes, puis revient à lui: il est paralysé de tout le côté droit, sans troubles de la parole et sans participation du facial.

A ce moment, il est soigné à l'hôpital de Bordeaux. On

remarque beaucoup alors que son hémiplégie est compliquée d'hémianesthésie.

On le touche, on le pique, on lui fait de l'électricité sans qu'il le sente.

Dix mois après, l'hémiplégie commença à s'améliorer et il recouvra progressivement l'usage imparfait de ses membres droits.

A peu près à la même époque, il commence à ressentir des douleurs en éclair dans les membres inférieurs et une sensation de constriction thoracique.

Chose très anormale, le malade prétend avoir de l'incontinence d'urine depuis le jour où son hémiplégie s'est installée.

Etat actuel. — 26 février 1900.

Système nerveux.

Motilité. — La face est normale, ni le facial inférieur, ni le facial supérieur, ni l'hypoglosse ne sont intéressés dans les paralysies.

Le membre supérieur droit exécute tous les mouvements, mais avec une force diminuée. — Au dynanomètre — 11 à droite, 40 à gauche.

Le membre inférieur est peu pris, à peine existe t il une légère parésie des orteils et du pied.

Du côté gauche, rien d'anormal.

Sensibilité. — Elle est diminuée à tous les modes du côté droit (tact, douleur, température) jusqu'au niveau d'une ligne passant à peu près au niveau du mamelon et du coude.

Au-dessus de cette ligne à droite et à gauche, la sensibilité est normale, plutôt même un peu augmentée. On se rendra un compte exact de la chose en examinant la figure ci-contre.

Dans les parties hypestésiques du côté droit, quand les deux pointes de l'esthésiomètre sont écartées à leur maximun, le sujet ne perçoit pas les deux pointes.

Le sens stéréognostique paraît très diminué à droite :

Les yeux fermés, on prie le malade de ranger par ordre de taille des languettes de bois de 0 c. 5; 1,5; 3,3, etc. Du côté gauche il y parvient très facilement, avec la main droite il les range dans un ordre impossible 7, 6, 4, 3, 2, 5.

Quand on place dans sa main droite deux baguettes de bois de longueurs différentes, il faut que cette différence arrive à 4 cent. pour qu'il distingue le plus long du plus court.

Il ne distingue pas, à droite, un objet pointu d'un objet carré un disque en bois d'un disque en métal.

Dans une montre, il ne sait point distinguer le côté méta du côté verre.

Stigmates d'hystérie ; anesthésie oculaire et pharyngée.

Mais pas de rétrécissement du champ visuel, pas de dyschromatopsie.

Réflexes. — Réflexes tendineux très exagérés partout, mais plus à droite qu'à gauche. Trépidation épileptoïde à droite. Phénomène des orteils en flexion.

Organe des sens. — Pupilles égales, régulières et contractiles à la lumière et à l'accommodation.

Pas de paralysie des muscles de l'œil.

La langue est mobile dans tous les sens sans tremblements.

Intelligence. — Parfaitement conservée. Sphincters. Incontinence des urines et des matières fécales.

Dans ses antécédents, on retrouve une vérole en 1882, traitée pendant deux mois seulement d'une façon suivie.

Le 12 mars, il marche pendant la journée sans phénomènes

nouveaux dans son état, se couche comme d'habitude, mais le lendemain se trouve dans l'impossibilité absolue de se lever : la jambe gauche a été paralysée pendant la nuit.

Le 13, au matin, nous l'examinons, nous constatons des phénomènes paréto-spamodiques dans la jambe gauche, les réflexes rotuliens très exagérés des deux côtés ; la trépidation épileptoïde, des contractures spontanées dans les membres inférieurs. Si on ne connaissait pas l'histoire antérieure du malade, on porterait le diagnostic de paraplégie spasmodique.

La sensibilité n'est pas modifiée du côté gauche.

Avec les poids : à droite, 15 grammes, 20 grammes et même 35 grammes ne sont pas sentis ; à gauche, 15 grammes sont perçus.

I. — Conclusion tirée des faits cliniques

Donc, on voit ce qui se passe dans les hémiplégies cérébrales :

1° Quand le facial inférieur n'est pas pris, le facial supérieur ne l'est pas non plus.

2° Quand le facial inférieur est peu pris, le facial supérieur ne l'est pas.

3° Quand le facial inférieur est nettement pris, on trouve une atteinte au facial supérieur, soit en demandant l'occlusion isolée de chaque œil, soit en faisant résister aux efforts mécaniques pour ouvrir les yeux ; mais, même dans ces cas, le facial supérieur reste toujours dans les lésions cérébrales bien moins atteint que dans les paralysies périphériques.

5

CHAPITRE IV

Signes de la paralysie du facial supérieur
dans l'hémiplégie cérébrale.

De tout cela il résulte que, quand le facial supérieur participe à l'hémiplégie cérébrale, il n'est atteint que d'une paralysie incomplète, latente, qu'il faut révéler.

Les symptômes de cette paralysie ne sont pas évidents par
eux-mêmes, ils passeraient inaperçus, si on n'apportait dans
leur recherche un soin extrême, une minutieuse attention.

Parfois, il n'existe pas de paralysie proprement dite, mais
une simple parésie, plus ou moins larvée, qui resterait igno-
rée, si on ne la démasquait, si on ne la mettait en évidence,
en usant de certains artifices.

Comment donc faut-il la révéler ? Comment faut-il explorer
le facial supérieur chez un hémiplégique ?

Duplay, Coingt, Pugliese, Hallopeau, Simoneau, Murallié,
Almont, Deligné, ont tour à tour dans leurs communications

attiré l'attention sur quelques signes importants présentés par les malades atteints d'hémiplégie, avec participation du facial supérieur, et ont indiqué un certain nombre de petits moyens destinés à mettre plus vivement en lumière ou à révéler ces symptômes latents.

Pour apporter plus d'ordre à notre exposition, nous les classerons en deux grands groupes :

1° Signes fournis par la simple inspection.

2° Signes fournis par les troubles de contraction et de tonicité de certains muscles.

I. — Signes fournis par la simple inspection

Le malade est assis sur son lit ou sur une chaise, la tête droite (de façon à ce que sa ligne bipupillaire soit dans un plan horizontal), la figure éclairée de face.

Plaçons-nous bien en face de lui, à une petite distance, et observons-le attentivement.

Un phénomène nous frappe d'abord, c'est l'abaissement de la queue du sourcil, du côté paralysé.

Parfois, ce phénomène est moins net ; il a besoin d'être recherché. Pour cela, choisissons comme point de repère l'angle externe et inférieur de la base de l'orbite. Cet angle inféro-externe, formé par l'os malaire, est situé à la rencontre des bords, externe et inférieur, de la base de l'orbite ; il est toujours très net. Plaçons sur lui l'extrémité de notre index. Dès lors nous pouvons facilement évaluer la distance qui séparc la queue du sourcil de cet angle. Cette distance est moindre du côté paralysé, comparée à celle du côté sain ; la queue du sourcil est donc abaissée du côté paralysé.

Ce n'est pas tout, le sourcil lui-même est abaissé du côté paralysé, il est plus rapproché du rebord orbitaire, ce que l'on constate facilement en suivant ce rebord du doigt.

Le sourcil est modifié dans sa forme, dans sa direction. Il ne décrit plus une courbe gracieusement arquée comme du côté sain ; sa partie centrale s'est affaissée ; sa direction plus ou moins couchée, par rapport au bord externe de l'orbite, se rapproche de la ligne droite.

Du côté paralysé, la peau du front paraît plus lisse, moins rugueuse. Les rides qui sillonnent le côté sain ont le plus souvent disparu du côté paralysé. Quand elles persistent encore, leur forme et leur disposition sont le siège des nombreuses modifications : elles sont moins accentuées, moins profondes, leur nombre est diminué ; les sinuosités et les courbes qu'elles décrivent sont moins nettes, plus affaissées, leur direction tend à devenir rectiligne.

La paupière supérieure du côté paralysé est moins ridée ; Elle est souvent parcourue, dans sa partie moyenne, par un gros pli horizontal, et la partie supérieure de la paupière retombe sur l'inférieure plus bas que du côté sain, au point d'affleurer le bord libre.

Le bord libre de la paupière supérieure ne décrit plus comme normalement une couche régulière à concavité inférieure, mais présente une double courbure en forme d's italique allongée horizontalement : il en résulte une encoche située sur le bord palpébral, au moment où le bord libre change de direction.

II. — SIGNES FOURNIS PAR LES TROUBLES DE CONTRACTION ET DE TONICITÉ DE CERTAINS MUSCLES

Un des signes les plus importants, les plus nets, les plus caractéristiques de la paralysie du facial supérieur est l'impossibilité dans laquelle se trouve le malade de fermer isolément l'œil du côté paralysé (signe de Révillod).

C'est là un phénomène que nous avons maintes fois observé, et sur lequel nous ne saurions trop attirer l'attention.

Si nous prions un individu sain de fermer isolément chacun de ses yeux, ce mouvement sera généralement effectué sans difficulté :

Nous disons, généralement : (Certaines personnes, en effet, ne peuvent volontairement fermer un œil qu'en fermant en même temps l'autre, et cela sans la moindre lésion de leur facial.) Il faut donc, pour que ce signe de la fermeture isolée des yeux conserve toute sa valeur, savoir si ce phénomène était possible avant toute atteinte du côté du facial chez le malade. On ne peut donc le rechercher que chez les hémiplégiques dont l'état mental et la mémoire permettent de se livrer à ces investigations rétrospectives. Dans ce but, on devra toujours demander au malade s'il a été chasseur, soldat, etc.

Ces réserves faites, recherchons ce signe chez notre malade.

La fermeture simultanée des deux yeux se fait très bien. L'occlusion isolée de l'œil du côté sain s'effectue parfaitement sans difficulté.

Mais l'occlusion isolée de l'œil du côté paralysé est impossible.

C'est là le phénomène dans toute sa pureté, et, disons le tout de suite, nous l'avons très fréquemment observé.

Pourtant, il est des cas moins nets. Le malade peut fermer isolément son œil du côté paralysé ; mais cette occlusion ne s'effectue pas d'une façon normale. Tantôt nous remarquons du retard dans la fermeture de l'œil, tantôt une occlusion incomplète.

Le mouvement n'est pas aussi rapide, aussi étendu que du côté sain. Parfois, il ne s'accomplit pas régulièrement, progressivement, mais par saccades. Le muscle se fatigue plus vite et l'occlusion de l'œil, possible au début, devient impossible à la fin.

Si le malade ne peut fermer isolément l'œil du côté paralysé, il est aussi incapable de l'ouvrir isolément. On fait fermer au malade les deux yeux ; si on lui commande d'ouvrir isolément l'œil du côté sain, il le fait facilement ; du côté paralysé il est incapable de le faire, ou ne le fait qu'avec beaucoup de difficulté.

Un signe d'une constance remarquable est le défaut de résistance aux mouvements passifs de l'orbiculaire du côté paralysé.

Faisons fermer simultanément avec force les deux yeux au malade et prions-le de les maintenir dans cet état. Du côté paralysé, l'occlusion des paupières est parfois imparfaite, un léger intervalle sépare les deux bords palpébraux, la paupière lisse, non ridée, s'étale mollement au devant de l'orbite.

Du côté sain, la paupière supérieure est fortement contractée, plissée, ridée, les deux paupières sont fortement accolées.

Essayons de vaincre la résistance opposée par le malade. Avec le pouce faisons effort pour soulever les deux paupières.

Nous y arrivons très facilement du côté paralysé, le malade ne peut résister ou résiste faiblement. Du côté sain, au contraire, nous ne pouvons que très difficilement soulever la paupière ; pour atteindre ce résultat nous sommes obligé de déployer un effort beaucoup plus grand.

Si nous prions le malade d'élever, d'abaisser, de froncer les sourcils, nous remarquons dans l'accomplissement de ces mouvements de nombreux troubles admirablement décrits par Mirallié qui s'exprime ainsi :

« Le malade peut, le plus souvent, froncer simultanément les deux sourcils, il peut simultanément élever les sourcils. Mais, quand on examine avec soin le côté paralysé pendant ses mouvements, on est frappé de ceci : le mouvement commence plus vite du côté sain que du côté paralysé ; le sourcil du côté paralysé se meut plus lentement que du côté sain ; au lieu de s'élever d'une façon continue, progressive, il s'élève par secousses, par à-coups, il traîne et est en retard sur celui du côté opposé ; enfin, il s'arrête plus bas que celui du côté opposé. Si l'on ordonne au malade d'abaisser les sourcils autant que possible, les mêmes phénomènes se reproduisent, et le sourcil paralysé s'arrête plus haut que du côté sain. Le champ d'excursion du sourcil paralysé est donc moins étendu que du côté sain. Il y a là un phénomène absolument identique à celui que l'on observe dans les muscles du tronc du côté paralysé. »

La fatigue du muscle, obtenue par une série de mouvements d'élévation et d'abaissement des sourcils, agit en accentuant ces symptômes et en les rendant plus évidents. C'est aussi l'opinion de Mirallié : « Pour mieux mettre en évidence, dit-il, cette contraction du muscle par secousses et

cette diminution d'amplitude du champ d'excursion, il suffit
de faire répéter au malade, sans interruption, une série de
mouvements d'abaissement et d'élévation des sourcils. Du
côté paralysé, la fatigue arrive vite, exagérant les à-coups
dans la contraction, le retard du muscle paralysé sur son
congénère et la différence d'amplitude des mouvements des
muscles des deux côtés. »

III. — ÉVOLUTION DES SIGNES OBSERVÉS

Tous les symptômes que nous venons d'énumérer, nous
les avons constatés, retrouvés, pour la plupart, chez les
malades qui font le sujet de nos observations.

Nous ne saurions trop insister sur leur latence, leur insi-
diosité.

Ils sont surtout très nets dès le début de la lésion. Mais,
plus tard, quand arrive la période des contractures, ils dispa-
raissent progressivement, les troubles de tonicité musculaire
persistant en dernier lieu.

Il devient alors très difficile de constater la paralysie du
facial supérieur.

CHAPITRE V

Diagnostic

L'étude approfondie des faits cliniques, l'examen attentif des malades, nous ont révélé les signes de la paralysie du facial supérieur dans les lésions cérébrales : que ces lésions soient centrales ou corticales, les signes de la paralysie du facial supérieur proprement dit, restent les mêmes. Le diagnostic se fait à l'aide de certains symptômes, faisant partie de la symptomatologie générale (monoplégie, aphasie, etc.).

En présence d'un malade atteint de paralysie du facial supérieur, nous devons nous demander surtout si cette paralysie est d'origine périphérique ou d'origine centrale.

La clinique nous permet-elle de diagnostiquer ces deux paralysies ?

Les malades atteints de paralysie du facial supérieur d'origine périphérique ont l'œil du côté paralysé qui paraît plus grand, plus largement ouvert.

L'occlusion complète de l'œil est impossible, même pendant le sommeil ; la paupière inférieure est en ectropion ; l'ouverture palpébrale est déformée ; il y a de l'épiphora.

Nous ne voyons rien de semblable dans les paralysies d'origine cérébrale où tous les symptômes ont besoin d'être recherchés, découverts.

La paralysie du facial supérieur d'origine bulboprotubérantielle nous présente les mêmes signes que la paralysie périphérique; mais ici l'hémiplégie faciale est associée à une hémiplégie croisée des membres.

Les observations sont très nombreuses où l'on retrouve les symptômes que nous venons de rapidement esquisser. En voici une de personnelle :

Observation XIX (1)

(PERSONNELLE)

(Clinique médicale, service de M. le professeur GRASSET)

Hémiplégie alterne

X..., écolier, seize ans.

Antécédents héréditaires. — Sœur morte d'accidents méningés. Arrière-grand'tante maternelle a eu une paralysie faciale. Père bonne santé, fumeur.

Antécédents personnels. — Léger goitre. Pas de surmenage. Rien de cérébral.

Début. — Fin janvier 1900, à la pension, en pleine santé

---

(1) Communiquée par M. le professeur Grasset à la Société de neurologie (séance du 5 juillet 1900).

(son léger goître mis à part), l'enfant, après avoir passé une nuit aussi bonne qu'à l'ordinaire, se réveille, et, à son lever, se trouve faible du côté gauche. Cet état parétique s'accentue, la bouche se dévie à gauche, la parole est embarrassée, il y a paralysie faciale droite et hémiplégie gauche.

État actuel (31 mai). — L'état paralytique va progressivement en augmentant. L'enfant marche difficilement; il a besoin d'un soutien, et traîne la jambe gauche. Le bras gauche est pendant, le long du corps.

Force dynamométrique. — Gauche : 10 ; droite : 30. La face est déviée, la commissure labiale gauche plus élevée que la droite.

La moitié droite du visage reste immobile lorsque l'enfant veut parler ou rire; les traits y sont moins marqués.

Oculo-motricité. — 1° L'œil droit paraît plus largement ouvert, et plus saillant que le gauche. Épiphora à droite. Léger degré de conjonctivite.

2° L'enfant ne peut volontairement, et malgré ses efforts, fermer l'œil droit ; même pendant le sommeil, cet œil reste partiellement ouvert, donc paralysie à l'orbiculaire droit. L'orbiculaire des paupières gauches est sain.

3° Le mouvement d'élévation des paupières se fait très bien des deux côtés, mais plus complètement à droite.

4° Si on ordonne au malade de suivre des yeux, et sans remuer la tête, le doigt de l'observateur, on constate :

a) Que les deux yeux ne dépassent pas la ligne médiane vers la droite, par suite de la paralysie du droit interne gauche et du droit externe droit.

b) Que les deux yeux dépassent la ligne médiane vers la

gauche, grâce à l'intégrité du droit interne droit et du droit externe gauche.

c) Que les mouvements d'abaissement et d'élévation du globe oculaire se font normalement.

La langue est déviée à droite.

La voûte du palais est abaissée à droite.

Déglution normale, pas d'engouement.

Les liquides s'échappent parfois par la commissure labiale droite.

Réflexe-rotulien : Exagéré des deux côtés.

Sensibilité : Aucun trouble.

Intelligence : Intacte.

Diagnostic : Hémiplégie alterne.

Traitement : Antisyphilitique en prévision d'une syphilis paternelle possible.

Nous ne détaillerons pas l'observation, mais nous insisterons sur la paralysie du facial supérieur.

A droite (c'est le côté de la paralysie faciale), l'œil est plus largement ouvert et plus saillant que l'autre ; il y a épiphora.

Quand on lui dit de fermer les deux yeux, il fait des efforts inutiles pour fermer l'œil droit: lagophthalmie ; un peu de conjonctivite à cet œil, le voile du palais est abaissé et inégal.

Les liquides s'échappent parfois par les commissures labiales droites.

Nous voyons qu'ici, à côté de la paralysie du facial inférieur, il n'est pas nécessaire d'artifice pour déceler la paralysie du facial supérieur. Il n'est pas question de faire fermer isolément chacun des deux yeux, ni de rechercher la résistance dans le mouvement des paupières. Même dans le mouvement synergique des deux yeux, l'occlusion de l'œil droit est impossible; le malade dort l'œil entr'ouvert, comme les lièvres, de là, conjonctivite observée.

Donc l'orbiculaire des paupières est complètement paralysé à droite.

De plus l'épiphora n'est pas dû à la conjonctivite, mais à l'absence de clignement et à la paralysie du muscle de Horner.

Duchenne a bien analysé l'action de ce muscle (1).

Cette paralysie produit :

1° La déformation du grand angle de l'œil, qui est aigu;

2° L'éloignement en dehors des points lacrymaux ;

3° L'écoulement des larmes qui ne sont pas absorbées, les points lacrymaux ne pouvant plus plonger dans le sac lacrymal, dont ils restent toujours éloignés.

Un autre signe chez notre malade :

Le voile du palais est abaissé et inégal. Quand la lésion du facial est au-dessus du ganglion géniculé, la paralysie porte sur le grand pétreux superficiel qui va du ganglion géniculé au ganglion sphénopalatin, et sur la branche qui va au ganglion otique.

Or, de ces deux derniers ganglions part l'innervation motrice du voile du palais : péristaphilin interne, palatostaphilin (ganglion de Meckel), péristaphilin externe (ganglion otique). Ces muscles relèvent la luette, le voile du palais et

---

(1) Duchenne (de Boulogne), *Électrisation localisée*, p. 853.

tendent le voile du palais; leur paralysie unilatérale dévie la luette et rendent le voile flasque et inégal.

Voilà donc bien, chez le malade, tous les signes de la paralysie totale du facial (supérieur et inférieur).

En effet, nous verrons que ce malade présente la paralysie alterne; et, dans la paralysie alterne (origine mésocéphalique), la paralysie faciale a tous les caractères de la paralysie périphérique et non de la paralysie par lésion hémisphérique.

Nous voyons bien la différence qu'il y a entre la paralysie périphérique du facial supérieur et la paralysie centrale de ce même facial supérieur, quand elle existe dans l'hémiplégie cérébrale.

A côté des paralysies du facial supérieur d'origine périphérique, il en est d'autres qui ne doivent pas être confondues avec la paralysie d'origine cérébrale.

L'hémiplégie faciale hystérique peut simuler la paralysie du facial supérieur d'origine cérébrale, comme le prouve l'observation intéressante suivante d'une femme qui est, actuellement, dans le service du professeur Grasset:

Observation XX (INÉDITE)

(PERSONNELLE)

(Hôpital Saint-Eloi-Suburbain. Clinique médicale.
Service du professeur Grasset.)

Hémiplégie faciale chez une hystérique

Salle Achard, n° 4. Triaire A...., vingt-quatre ans.
Entrée le 27 novembre 1900.

Antécédents héréditaires. — Rien à signaler.

Antécédents personnels. — Fluxion de poitrine à dix-huit ans. Crises d'hystérie à l'âge de dix-huit ans, apparues à la suite d'une violente émotion.

Il y a treize mois, en septembre 1899, la malade, sans s'être exposée au froid, sans cause appréciable, a senti brusquement que sa bouche était tirée du côté droit et que la face se déviait de ce côté.

La joue droite lui paraît plus volumineuse.

Ces phénomènes sont observés par l'entourage et par elle-même, qui les constate devant son miroir.

Elle a de la difficulté pour rire.

Les larmes s'écoulent de l'œil gauche.

Lorsqu'elle veut fermer les yeux, l'œil droit seul se ferme. Parfois, l'œil gauche se ferme spasmodiquement malgré sa volonté. Pendant le sommeil, l'œil gauche reste ouvert.

Elle ouvre la bouche avec peine et a de la difficulté à sortir la langue.

La partie gauche de la face est douloureuse.

La malade présente donc probablement à ce moment-là de la paralysie faciale avec névralgie du trijumeau et contracture du masséter.

Tous ces phénomènes persistent jusqu'au mois de mars 1900.

A cette époque, elle présente de violentes crises de hoquet et se sent, par la suite, devenir plus faible du côté gauche.

Le 27 octobre, elle entre à l'hôpital Saint-Éloi, dans le service du professeur Grasset, salle Achard, n° 4.

Elle accuse les mêmes symptômes faciaux qu'en octobre dernier; mais les douleurs et les contractures du masséter ont disparu.

La marche est, dit-elle, devenue plus difficile, sa jambe étant plus faible. Elle a également moins de force dans le bras gauche.

Lorsqu'elle avale des aliments solides ou liquides, elle est immédiatement prise de crises de hoquets douloureuses.

Examen. — Ce qui nous frappe au premier abord, c'est la paralysie faciale.

La bouche est très nettement déviée à droite, la commissure labiale droite est plus élevée que la gauche.

Quand elle parle ou rit, la bouche est attirée à droite, et les muscles de la face se contractent de ce côté; mais, à gauche, les traits restent immobiles, la figure sans expression. La malade ne peut ni siffler, ni souffler. Lorsqu'elle boit, les liquides s'échappent parfois par la commissure labiale gauche. Langue déviée à gauche.

Les traits du visage sont très accentués à droite, très peu marqués à gauche.

Les sourcils de la malade ne sont pas sur le même plan horizontal. Le sourcil gauche est plus abaissé et se rapproche davantage du rebord orbitaire, sa queue est plus près de l'angle inféro-externe de l'orbite. A gauche, le sourcil ne décrit plus une courbe légèrement arquée; il a une direction sensiblement rectiligne.

Lorsqu'on fait froncer ou élever les sourcils à la malade, ces mouvements ne s'effectuent que du côté droit.

La peau du front est plus lisse, moins ridée à gauche.

L'ouverture palpébrale est plus grande à droite; l'œil gauche est toujours plus recouvert que le droit par la paupière supérieure, celle-ci est moins ridée du côté gauche, elle présente, vers sa partie moyenne, un large pli horizontal déterminé par la portion supérieure de la paupière, qui retombe comme un rideau devant la partie inférieure.

Si l'on prie la malade de fermer simultanément les deux yeux, l'œil droit se ferme fortement ; mais l'œil gauche reste légèrement entr'ouvert, les deux bords palpéraux ne venant pas en contact.

La fermeture isolée des yeux est également impossible à droite et à gauche. Mais, si elle fait effort pour clore l'œil droit seul, le gauche se ferme en même temps.

Les yeux étant fermés, il est impossible à la malade d'ouvrir l'œil gauche seul. Ce mouvement s'effectue très bien à droite.

Les yeux fortement fermés et maintenus dans cette position, on peut, très facilement, soulever la paupière gauche, difficilement la droite.

La malade présente encore de l'épiphora à gauche.

Les mouvements du globe oculaire sont plus limités pour l'œil gauche.

Il existe une hémianesthésie complète dans tout le côté gauche du corps, face et membres compris.

Diminution du champ visuel. Troubles vaso-moteurs.

Zone hystérogène. — La pression de l'ovaire gauche est douloureuse et détermine les phénomènes de la boule hystérique.

Parésie légère des membres du côté gauche. La malade marche en traînant légèrement la jambe.

Réflexes tendineux normaux.

Anesthésie pharyngée. Anesthésie conjonctivale. — Aucun trouble trophique.

La malade a des attaques d'hystérie qui se manifestent par

6

des crises de hoquets violents dès qu'elle vient de prendre un aliment quelconque.

Ces crises de hoquets sont très douloureuses, mais ne s'accompagnent pas de vomissements.

Mal réglée.

Rien du côté des autres organes. On porte le diagnostic d'hystérie.

Traitement : Injections de morphine. Pulvérisations d'éther sur le creux épigastrique.

Électricité. — Hydrothérapie.

11 novembre. — La malade n'a plus ses crises de hoquets. On supprime la morphine.

La marche est améliorée.

Même état de la paralysie faciale.

La paralysie du facial supérieur présentée par la malade est bien typique, mais elle n'a pas les caractères de la paralysie périphérique. Il n'y a pas lagophtalmie, épiphora, etc. Elle ne saute pas aux yeux. Elle a besoin d'être recherchée par des artifices. On croirait presque qu'il s'agit d'une paralysie due à une lésion cérébrale.

Mais d'autres phénomènes la caractérisent.

La malade ne peut dissocier les mouvements de ses muscles faciaux de sa paupière supérieure et de ses yeux. Elle a de la parésie de l'orbiculaire (difficulté à fermer les yeux); mais, en même temps, de la parésie du releveur de la paupière supérieure (chute légère de la paupière, difficulté pour la relever) et de la parésie de la musculature externe de l'œil (difficulté à suivre le doigt avec l'œil gauche ; l'imitation des mouvements).

Cette série de phénomènes, cette paralysie portant à la fois sur les muscles de la face, l'orbiculaire, le releveur de la paupière et les muscles extrinsèques de l'œil, entrent bien dans le domaine de l'hystérie. L'examen nous a montré que nous avions à faire à une hystérie bien caractérisée (Ovaire. Hémianesthésie. Rétrécissement du champ visuel. Abolition des réflexes conjonctivaux et pharyngés. Crise de hoquets).

DEUXIÈME PARTIE

———

DOUBLE CENTRE CORTICAL DU FACIAL SUPÉRIEUR

Donc, conclusion formelle, bien acquise en clinique : la paralysie faciale supérieure n'est pas égale à la paralysie faciale inférieure dans les lésions cérébrales et dans les lésions périphériques.

Reste la dernière question, ni moins importante, ni moins arduc :

Pourquoi cette différence? Quelle est la théorie de ce fait clinique ?

1° La théorie la plus ancienne est celle de Vulpian : toutes les fibres du facial ne s'entre-croisent pas : les fibres de l'orbiculaire sont directes, tandis que les autres sont croisées.

Mais alors la lésion d'un hémisphère devrait entraîner la paralysie directe d'un orbiculaire, en même temps que la paralysie croisée du reste du facial.

Donc, ce n'est pas admissible ;

2° Larcher, dans un travail remarquable sur la pathologie

à la protubérance annulaire, réfute ainsi Vulpian et propose une autre théorie :

« Dans certains cas de section du facial, quand on l'enlève avec la parotide, par exemple, on peut voir persister encore un peu de motilité dans la paupière.

» Le facial ne serait donc pas la source unique de l'innervation de l'orbiculaire ; le grand sympathique interviendrait aussi. »

Claude Bernard a avancé que le ganglion cervical supérieur aurait une action sur ce muscle... C'est par ce fait et par conservation de l'innervation du grand sympathique, que Larcher explique l'immunité de l'orbiculaire dans les lésions cérébrales.

Mais alors dans les paralysies périphériques (complètes) du facial, le grand sympathique y participerait ; nous devrions en trouver d'autres signes cliniques..... Abandonné.

3° Broadbent a émis une théorie qui a fait beaucoup plus son chemin, puisqu'elle a été adoptée par Charcot et est encore soutenue par Mirallié.

Broadbent, dans l'hémiplégie corticale, dit que l'intégrité ne porte pas seulement sur l'orbiculaire des paupières, mais aussi sur tous les muscles des yeux, sur ceux du tronc, du larynx... Il porte, en général, sur tous les muscles dont l'action est habituellement bilatérale : mouvements associés bilatéraux. Il y aurait donc des commissures qui assureraient cette synergie bilatérale, et, par suite, la suppléance réciproque dans les cas pathologiques.

Mirallié, tout récemment : « Il s'agit là de l'application particulière de la loi de Broadbent et Charcot : Dans l'hémiplégie, les muscles des mouvements associés sont affectés à un degré beaucoup moindre que les muscles à mouvement asymétrique.

» Les muscles innervés par le facial supérieur sont des muscles essentiellement synergiques. »

La grande objection à faire à cette théorie, c'est que le facial
inférieur préside aux mouvements tout aussi associés et bilatéraux que ceux du facial supérieur, et que, par conséquent,
la théorie n'explique pas que le facial inférieur et le facial
supérieur se comportent différemment dans la lésion hémisphérique.

Grasset (1): « Les faits nouveaux dont nous avons parlé à
propos des centres corticaux font aussi entrevoir une autre
explication. Les fibres du facial éparpillées à la périphérie,
dans les muscles, se condensent et se réunissent dans le noyau
d'origine ; mais elles divergent de nouveau en allant vers
l'écorce grise, de telle sorte que l'on peut observer dans l'action des nerfs des dissociations d'origine corticale, comme il y
a des dissociations d'origine périphérique. Si l'orbiculaire des
paupières a un centre cortical distinct, quoique voisin du centre des autres muscles faciaux, rien d'étonnant à ce que
une lésion intra-cérébrale paralyse les uns en laissant l'autre
intact. Et comme de ces deux centres du facial partent des fais-
ceaux de conducteurs distincts, qui ne se réunissent que
beaucoup plus bas, on comprend encore que les lésions intra-
hémisphériques ne produisent que des paralysies faciales
incomplètes. »

Le facial supérieur et le facial inférieur seraient distincts
non seulement à la périphérie, mais dans l'écorce cérébrale;
ils ne seraient réunis que dans le trajet intermédiaire : double bouquet à queue commune.

---

(1) Grasset, *Maladies du système nerveux*, 1878, t. I, p. 248.

C'est là l'idée que Landouzy (1) avait déjà nettement indiquée dans sa thèse, en 1876:

« Cette dissection clinique de la paralysie faciale prouve, de la façon la plus nette, qu'il n'y a point de rapports de voisinage entre le centre du facial inférieur et le centre moteur des muscles orbiculaire palpébral, sourcilier et frontal. »

Les preuves de ce centre cortical distinct pour le facial supérieur et pour le facial inférieur sont venus ensuite.

Avec Charcot et Pitres, tous les neurologistes placent le centre du facial inférieur au bas de la région périrolandique, près du centre du langage et du centre de l'hypoglosse.

Pour le facial supérieur la chose est plus discutée.

D'après les faits de Huguenin, Chvosték et Hallopeau (2), déjà dans la région optostriée, les fibres du facial supérieur seraient séparées des fibres du facial inférieur et traverseraient le noyau lenticulaire du corps strié, ou, du moins, une région avoisinante (couche profonde de l'anse pédonculaire de Gratiolet).

Quand au centre (3) de ce facial supérieur, Mendel le rapproche des origines du motooculaire commun (ablation chez les animaux des muscles frontal et orbiculaire; recherche des dégénérescences consécutives); Exner et Paneth le placent dans la zone du pli courbe, au voisinage du centre des mouvements des yeux (contractions isolées de l'orbiculaire opposé chez le chien par excitation modérée de la circonvo-

---

(1) Landouzy, *Contribution à l'état des convulsions et paralysies liées aux méningoencéphalites et fronto-pariétales* (Thèse de Paris, 1876, p. 74).

(2) Hallopeau, mémoire déjà cité, 1870.

(3) Picot, *Leçons de clinique médicale*, p. 311.

lution latérale du gyrus sigmoïde (pli courbe); Charcot et Pitres trouvent cette localisation encore douteuse ou insuffisamment démontrée, bien que vraisemblable; cependant, ils placeraient le centre de l'orbiculaire avec les centres des mouvements oculaires dans le lobe pariétal inférieur.

De ce centre cortical, les fibres du facial supérieur descendent, passent à la partie extérieure de la couche optique, contribuent à former là le champ triangulaire de Wernicke, qui représente comme une corne d'abondance, se moule sur la couche et embrasse au bas le corps genouillé externe, dans son embouchure.

Le facial supérieur ne se rapproche du facial inférieur qu'après l'entre-croisement ou à son niveau, et ils arrivent ensemble dans le noyau commun du facial. (Origine réelle ancienne de la septième paire.)

En les considérant ainsi dans leur centre cortical, le facial inférieur reste rapproché de l'hypoglosse et de la zone périrolandique, tandis que le facial supérieur se rapproche des autres nerfs moteurs de l'œil.

Les voies motrices de la vision (1) comprennent en effet : les nerfs directeurs du regard et les nerfs protecteurs de l'œil.

Les nerfs directs du regard (*hémioculomoteur dextrogire et levogire*); en 1879, Landouzy et Grasset, indépendamment l'un de l'autre, ont placé le siège au pli courbe ou sur le pied du lobule pariétal inférieur. Cette localisation, très discutée, est aujourd'hui acceptée par beaucoup. Picot, dans une récente

---

(1) Grasset, *Anatomie clinique des centres nerveux* (*Actualités médicales*, p. 50).

et consciencieuse révision de la question, conclut à ce siège. Henschen conclut de même, lobule pariétal inférieur, tout près du lobule pli courbe.

Déjà Ferrier en place le siège au pli courbe, une des deux régions dont l'excitation entraîne la déviation des yeux.

Munk extirpe le lobule pariétal inférieur et voit surgir une altération de la motilité oculaire, et place là un centre pour la protection et les mouvements de l'œil.

Wernicke, dans un grand mémoire, conclut au lobule pariétal inférieur ou faisceau des fibres émanant de ce lobule.

Récemment Personali, dans un cas d'épilepsie Jacksonienne avec déviation de la tête et des yeux, diagnostique une lésion à l'écorce ou près de l'écorce du lobule pariétal inférieur avec noyau principal dans le pli courbe. Des interventions chirurgicales guidées par le diagnostic améliorent considérablement la situation.

C'est là que Strumpell et Jakob localisent ce centre dans les planches de leur atlas.

Il est probable, mais ce n'est pas démontré, qu'un centre analogue existe pour les suspicions et les despicions.

Le professeur Grasset a contribué aussi à montrer que le nerf d'ouverture des yeux (élévateur de la paupière supérieure) a aussi son centre sur le pli courbe.

L'observation du professeur Grasset est de 1876. — En 1877, Landouzy fait un grand mémoire établissant cette localisation. La confirmation en est faite par Chauffard en 1881; par Surmont, en 1886, et par Lemoine, 1887. Et c'est au pli courbe ou au lobule du pli courbe que Hédon (1) place le

(1) Hédon, *Precis de physiologie* (Collection Testut).

centre des paupières (sur son schéma) de la situation probable
des centres moteurs sensoriels.

Nous voyons donc que le facial supérieur fait partie de ce
grand groupe des nerfs moteurs de la vision, qui ont leurs
centres corticaux réunis dans le lobule pariétal inférieur et
dans le pli courbe. Le facial supérieur est ainsi plus rapproché de certaines autres paires crâniennes que du facial inférieur.

Ainsi il forme avec l'élévateur de la paupière supérieure le
nerf d'ouverture et de fermeture des yeux.

Le facial inférieur se rapproche au contraire plutôt du
masticateur (branche motrice de la cinquième paire).

On voit comment toutes ces considérations aujourd'hui
classiques expliquent que le sort du facial supérieur soit
distinct de celui du facial inférieur, dans les lésions de l'hémiplégie.

Cependant quelques objections ont été faites à cette manière
de voir, qui obligent, sans l'abandonner, à y apporter quelques
modifications complémentaires.

Déjà Ferrier avait montré le centre facial supérieur au bas
de la région périrolandique près du centre du facial inférieur.
Mirallié cite des observations avec autopsie de Hervey, Milla,
Brissaud et lui-même, où il existait une lésion de la zone
périrolandique entraînant une hémiplégie, avec participation
du facial supérieur.

Il en conclut que «... l'intégrité du facial supérieur... ne
tient pas à une disposition anatomique, étalant ces nerfs de
la zone psychomotrice..., le facial supérieur a le même centre
cortical, ou un centre très voisin du facial inférieur. Les centres corticaux du facial supérieur et du releveur de la paupière
supérieure sont placés dans la zone psychomotrice. »

Le professeur Grasset, dans ses leçons cliniques, 1899, dit :
« Je ne puis pas m'associer aux conclusions de Mirallié. Je
ne discute pas, bien entendu, les faits cités. Mais que prou-
vent-ils?... Simplement que le facial supérieur a un centre
dans la zone périrolandique, mais il ne prouve pas que c'est le
seul.

» Ce qui tend à prouver que les centres du facial supérieur
et inférieur ne se confondent pas, c'est que les paralysies ne
sont pas identiques, le facial supérieur étant toujours beaucoup
moins pris que le facial inférieur, ce qui ne devrait pas être.

» Les faits de Mirallié prouvent simplement que nous aurions
tort de dire que le *seul* centre du facial supérieur est dans
le pli courbe. Mais lui aussi a tort de dire que le *seul* centre
du facial supérieur est dans la zone périrolandique. »

Nous arrivons ainsi tout simplement, pour conserver tous
les faits qui ne sont nullement contradictoires entre eux, à
admettre un double centre cortical pour le facial supérieur.

Le facial supérieur a un double rôle : c'est un nerf protecteur de l'œil, et un nerf moteur général de la face.

Pour la première fonction, il a son centre dans le lobule
pariétal inférieur ; pour la deuxième, dans la zone périrolandique.

Cette idée du double centre d'innervation corticale a été
étudiée et développée récemment par Joanny Roux (1), pour
l'ensemble des nerfs moteurs de la vision. Il admet, et on doit
se ranger à cette opinion, un centre sensoriomoteur de la
vision (centre postérieur), et un centre sensitivomoteur (centre
antérieur).

_____

(1) Joanny Roux, *Double centre d'innervation corticale oculomotrice*
(*Arch. de neurol.*, 1899, t. VIII, 2ᵐᵉ série, n° 45, p. 177.

Les rotateurs des yeux ont un centre postérieur (pli courbe), et un centre antérieur (région périrolandique), do même les protecteurs de l'œil, etc., tout l'appareil moteur de la vision.

Cette notion nouvelle est très importante. Comme l'a très bien remarqué Joanny Roux, elle permet de concilier des faits en apparence contradictoires, et de réfuter les objections faites à la manière de voir de certains cliniciens (Grasset), sur les centres de la déviation conjuguée, et du releveur de la paupière supérieure.

Elle permet en même temps une théorie qui paraît définitive, de la participation du facial supérieur dans les hémiplégies cérébrales.

CONCLUSIONS

————

I

I. — Dans l'hémiplégie cérébrale :

1° Quand le facial inférieur n'est pas atteint, le facial supérieur ne l'est pas non plus ;

2° Quand le facial inférieur est peu pris, le facial supérieur ne l'est pas ;

3° Quand le facial inférieur est nettement atteint, le facial supérieur l'est un peu ;

4° Le facial supérieur est toujours moins pris que l'inférieur.

II. — Quand le facial supérieur participe à l'hémiplégie cérébrale, sa paralysie est incomplète, latente, et demande à être cherchée, révélée par des artifices d'exploration.

III. — La paralysie du facial supérieur est toujours beaucoup plus accentuée que la paralysie d'origine cérébrale. Cette différence d'intensité a une grande valeur comme élément de diagnostic différentiel.

II

IV. — Le facial supérieur a un double rôle : c'est un nerf protecteur de l'œil et un nerf moteur général de la face.

V. — Le facial supérieur a une double source d'innervation :

1° Un centre sensoriomoteur dans l'aire oculomotrice (vers le pli courbe ;

5° Un centre sensitivomoteur dans l'aire sensitivomotrice générale (au bas de la région rolandique, près du centre du facial inférieur).

INDEX BIBLIOGRAPHIQUE

———

GRASSET. — Traité prat. des malad. du syst. nerveux. Art. paraly. fac. — Editions 1878-81-86.

GRASSET. — Dic. encycl. des sc. méd., 20ᵉ volume, 2ᵉ série. Art. paralysie fac., p. 519 et 551.

GRASSET et RAUZIER. — Traité des maladies du système nerveux, IV-1894.

SOUQUES. — Traité de médec. Charcot-Bouchard, t. VI, Art. hémiplégie, p. 38.

DIEULAFOY. — Manuel de pathologie int., t. II, 11ᵉ édition, p. 617.

MAYET. — Traité de diagnostic médic. et de séméiologie, t. I, p. 724.

LEGENDRE. — Recherches anatomo-pathol. et clin. sur quelques maladies de l'enfance, Paris, 1846.

DUPLAY. — Union médicale, août 1854.

HERVEY. — Société anatom., 1874, p. 29.

SIMONEAU. — Thèse de doctorat, 1877.

COINGT. — Thèse de doctorat, 1878.

HALLOPEAU. — Revue méd., 1879, p. 930. Note pour servir à déterminer le trajet introcérébral du faisceau supérieur du facial.

FOUCHER. — Thèse Paris, 1886-87.

RÉVILLIOD. — Rev. méd. de la Suisse Romande, 1889, p. 505.

GOWERS. — Handbuch der Nervenkrankheiten, t. II, 1892, p. 239.

PUGLIESE et V. MILLA. — Revista sperimentale di frenatria, IV, 1896, Fasc. 4. — Revue de neurologie, 1897, p. 114.

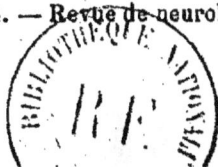

7

PUGLIESE et V. MILLA. — Sulla participatione del nervo faciale superiore nella emiplegia.

PUGLIESE et V. MILLA. — Revista di pathologia nervosa et mentale, février 1898, p. 49.

WALLENBERG. — Neurologisches Centralblatt, 1897, p. 109.

PANDI. — Neurol. Centralblatt, 1897, p. 220.

DUCHENNE (de Boulogne). — De l'électrisation localisée, 1851, p. 719, 759 et 853.

GRISOLLE. — Traité de pathologie interne, t. II, p. 811.

LANDOUZY. — Thèse de Paris, 1876, p. 74. — Contribution à l'étude des convulsions et paralysies liées aux méningo-encéphalites fronto-pariétales.

TROUSSEAU. — Cliniq. méd. de l'Hôtel-Dieu de Paris, t. II, p. 333 et 336.

POTAIN. — Art. cerveau, Dict. encycl. de sc. méd., p. 261.

HUMBERT-MOLLIÈRE. — Nouv. Dict. de médec. et de chirurg. prat., 26e volume. Art. paralysies, p. 7.

LAVERAN et TEISSIER. — Nouv. élém. de pathologie méd., t. I, p. 433.

JACCOUD. — Traité de pathologie int., t. I, p. 509.

JACCOUD et HALLOPEAU. — Nouv. Dict. de méd. et de chirurg. prat., 13e volume, p. 121.

HAMMOND. — Traité des malad. du syst. nerv., p. 82.

AXENFELD. — Traité des névroses, p. 565.

HERMANN-EICHHORST. — Traité de pathol. int. et de thérapeut. p. 571.

HIRT. — Pathol. et thérapeut. des malad. du syst. nerv., p. 86.

BOULLOCHE. — Manuel de médec. Debove et Achard, t. IV, p. 62.

THOINOT. — Manuel de médec. Debove et Achard, t. III. Art. hémorrhag. cérébrale, p. 223.

HÉDON. — Précis de physiologie (Collection Testut).

PICOT. — Leçons de clinique médicale, p. 311.

MARINESCO. — Nouvelles recherches sur l'origine du facial supérieur et du facial inférieur (Presse médicale, n° 65, août 1899).

MIRALLIÉ. — De l'état du facial supérieur et du moteur oculaire commun dans l'hémiplégie cérébrale (Congrès des aliénistes et neurologistes d'Angers, août 1898).

Oppenheim. — Lehrbuch der Nervenkrankheiten, 1898, Art. paralysie faciale, p. 355, 497.

Féré. — Nouvelles Iconographies de la Salpêtrière, mai-juin 1898. — La paralysie du facial supérieur dans l'hémiplégie par lésion cérébrale.

Mirallié. — Arch. Neurol., n° 37, 1899. L'état du facial supérieur et du moto-oculaire commun dans l'hémiplégie organique. — Presse médicale, 2° vol., 1899, p. 85.

Silva. — Soc. médico-chirurg. de Paris, juin 1898.

Joanny Roux. — Arch. Neurol., septembre 1899, t. VIII, 2° série, n° 45, p. 171. — Double centre d'innervation corticale oculo-motrice.

Grasset. — Société de Neurologie, 5 juillet 1900.(Un type spécial de paralysie alterne motrice, type Foville.)

Grasset. — Anatomie clinique des centres nerveux, p. 50 (Actualités médicales).

Deligné. — Contribution à l'étude du facial supérieur dans les hémiplégies cérébrales de l'adulte. (Th. de Paris, 1899).

Grasset. — Leçons cliniques orales, 1900.
(La paralysie du facial supérieur, dans les lésions du cerveau. Le double centre cortical du facial supérieur).

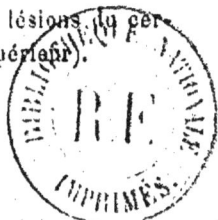

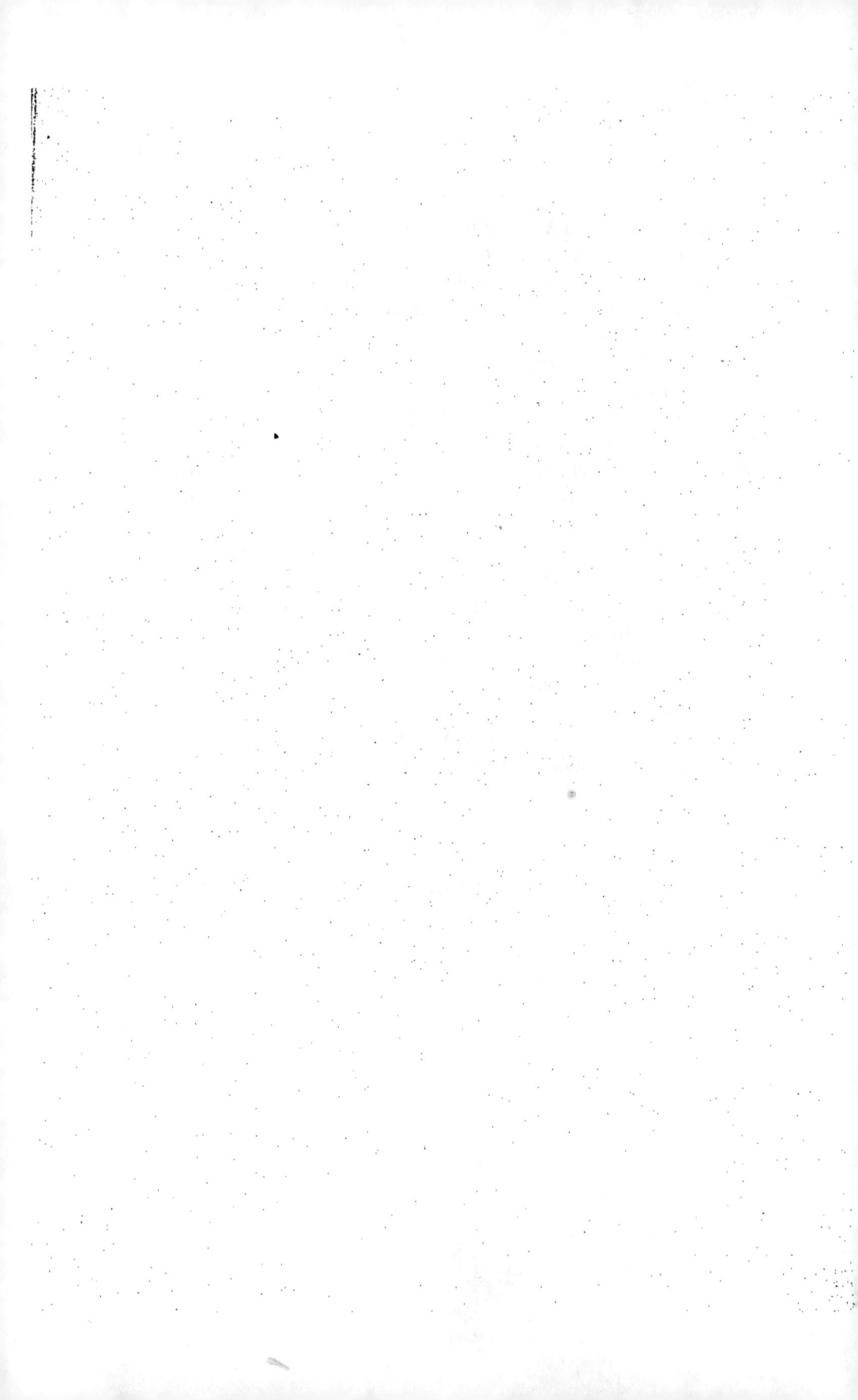

TABLE DES MATIÈRES

CHAPITRE IV

CHAPITRE V

DEUXIÈME PARTIE

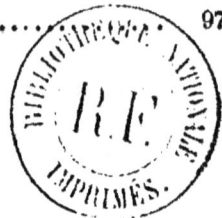

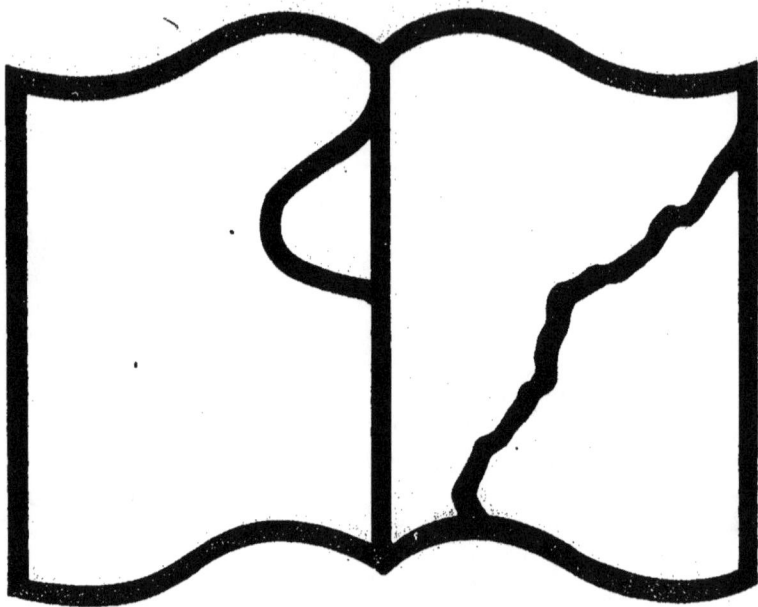

Texte détérioré — reliure défectueuse

NF Z 43-120-11

www.ingramcontent.com/pod-product-compliance
Lightning Source LLC
Chambersburg PA
CBHW071519200326
41519CB00019B/5992